Wie Kräuter und Pflanzen heilen

Karin Mecozzi

Wie Kräuter und Pflanzen heilen

Die Kraft der grünen Resilienz

Ellert & Richter Verlag

Inhalt

Einleitung	7
In der Knospe ruht die Zukunft der Pflanze	8
„Grüne Resilienz"	10

I Stärke deine schützende Wärmehülle — 12

Gesundheit und Krankheit gehören zusammen im Auf und Ab des Lebens	13
Wärme als Element	14
Wie wir Wärme wahrnehmen	16
Wärmekräfte in der Natur und in den Pflanzen	17
Pflanzen, die mit dem Element Wärme in Verbindung stehen	18
Die Kraft der Wärme in der Naturheilkunde	19
Gesunde Ernährung für die Wärmehülle	20
Lebensmittel, die die Wärme unterstützen	20
Lebensmittel, die die Wärme regulieren	21
Äußerliche Anwendungen für eine starke Schutzhülle	22
Warum ist Rhythmus für unsere Resilienz wichtig?	24
Äußerliche Anwendungen in der täglichen Körperpflege	25
Kräuter-Ganzkörperreinigung	27
Flüssige Reinigungslotion für mehr Wärme und Schutz	27
Blütenölmischung	28
Kräuterreinigung für Mund und Rachen	30
Kräuterzahnpulver für Zähne, Zahnfleisch und Mundraum	31
Inhalationen für gesunde Atemwege	32
Ätherische-Öle-Honig-Emulsion	35
Pflegender Nasenbalsam	35
Besondere äußerliche Anwendungen	37
Weißdorn-Handbad für Herz und Kreislauf	38
Für ein Weißdorn-Handbad	39
Immortellenwickel: Die Leber verwöhnen	40
Sonnengeflecht-Kräutereinreibung	42
Heilpflanzen- und Kräuterextrakte für deine schützende Wärmehülle	44
Der Spitzwegerich und weitere Wegeriche	46
Wegerichsirup	48
„Zeigerpflanze" auf dem Acker und im Garten	49
Essbares Wildkraut	50
Wegerich als „Zauberpflanze"	51
Wegeriche in der Kunst	52
Heilende und pflegende Wirkungen	52
Wegeriche sind wertvolle Heilkräuter	53
Die Hundsrose	55
Rosa canina	
Wildrosenblüten-Essenz:	57
Seelentrösterin, zur Erfrischung von Körper und Geist	
Holunder (*Sambucus nigra*)	60
Betrachtung des Holunders im Jahreslauf	60
Der Holunder als Heilpflanze	63
Holunderwickel	63
Teekur mit Holunderblüten Erste-Hilfe-Mittel bei beginnender Erkältung und Grippe	63
Weitere Heilpflanzen zur Stärkung und Unterstützung der grünen Resilienz	66
Für innere Ruhe und Ausgeglichenheit	66
Zur Unterstützung des Immunsystems	66
Zur Kräftigung bei Schwäche und Müdigkeit sowie in der Rekonvaleszenz	67
Zur Stärkung der Atmungsorgane	67

II Neuen Raum für Wesentliches schaffen — 68
Kräuterreinigungs-Kur

Die Kräuterreinigungs-Kur: Entschlacken, Ausleiten, Klären	72
Stichwort „Kräuterreinigungs-Kur"	72
Wann ist eine Kräuterreinigungs-Kur angesagt?	73
Wann und wie lange sollte man eine Kräuterreinigung durchführen?	75

Die Kräuterreinigungs-Kur in 8 Schritten	77
1. Teekuren mit Kräutern für mehr Resilienz	77
Kräutertees zur Ausleitung im Rhythmus der Jahreszeiten	77
Beispiele von Kräuterteemischungen mit ausleitender Wirkung	78
Was ist ein Kräutertee? Einführung in die Kunst der Teezubereitung	79
Kräuterextrakt und Tischgetränk	80
Die kreative Teeküche	82
Zum Hausgebrauch oder für eine „Kur"	83
Das Ergebnis ist mehr als die Summe der Einzelteile	84
Wasser als Trägersubstanz	84
Welche Substanzen werden im Wasser aufgelöst?	86
Aufguss (Infus)	86
Richtig mischen nach der „Goldenen Vier"	87
Teemischung „Goldenes Abendleuchten"	91
Unterschiedliche Wirkungen von Infus und Dekokt	94
Absud (Dekokt)	96
Als Faustregel gilt: aromatische Drogen nicht auskochen, sondern überbrühen und ziehen lassen	98
Milder Verdauungstee	101
Auszüge mit Milch	103
Milder Abführtee für Kinder	104
Lavendelmilch	104
Kaltauszug	106
Kaltauszüge als belebendes Getränk	106
Erfrischender Kaltauszug aus frischen Wacholderbeeren und Sternanis	106
Kaltauszüge in der Phytotherapie	107
Kaltmazerate aus schleimstoffhaltigen Drogen	108
Kaltauszüge mit Bitterkräutern	109
Sanfte Teekur mit Bitter- und Schleimstoffdrogen	110
Kräutersirupe	113
Ligurischer Rosensirup	113
2. Heilpflanzenextrakte für die Kräuterreinigungs-Kur	116
Bereite dein „Frühlingselixier" zu	117

3. Grünkraft in der Ernährung	119
Grünkraft aus frischen Kräutern	120
Kaufe saisonal und regional ein	121
Kräuterfasten – Zeit für Leichtigkeit, Reinigung und Erholung	121
4. Äußerliche Anwendungen	123
Natürliche Reinigung der Nasenschleimhaut	124
Natürliche Reinigung der Mundhöhle	124
Kräuterzahnpulver	125
Konzentrierte Lösung für Mund und Rachen	125
Ohrmassage	125
„Trockene Massage" des Bauchraumes	126
Einreibungen	126
Tonisierende Kräuterlotion für Einreibungen	127
Kräuterfußbad	127
Kräuterfußbad-Essenz	128
5. Bewegung	129
6. Entspannung	131
7. Meditation	134
8. Die ganzheitliche Erfahrung des „Wildkräuterbadens"	137
Geistige Widerstandsfähigkeit und Resilienz von Marco Ceppi, Dipl.-Psych.	140
III Öffne dich auf eine neue Weise	144
Das Innere und das Äußere	146
Glossar	148
Alphabetische Liste der Heilpflanzen mit den botanischen Bezeichnungen	151
Personen- und Sachregister	160
Anmerkungen	172
Weiterführende Literatur	173
Autorin / Bildnachweis / Impressum	176

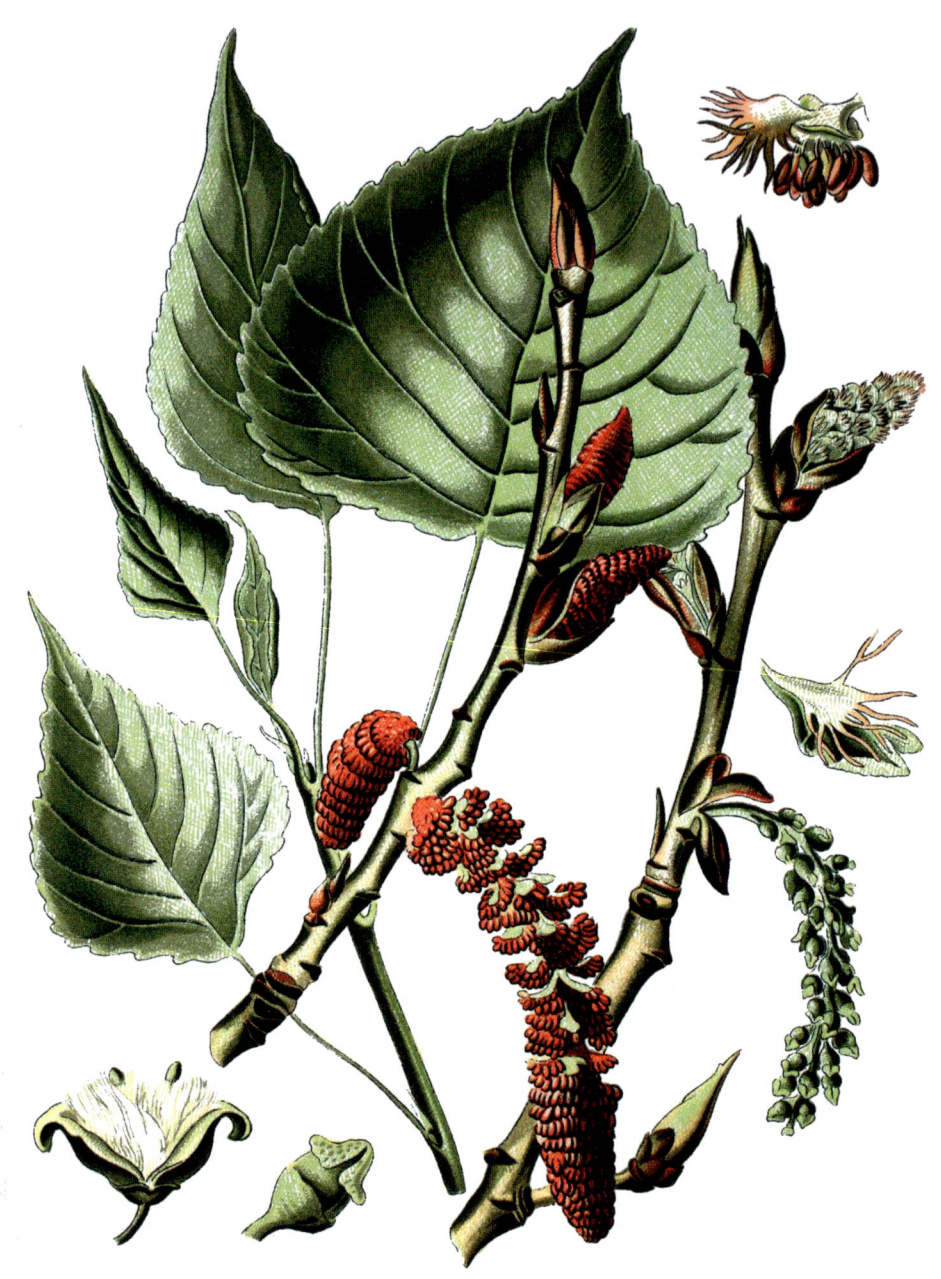

Wohl Kräuter gäb's,
des Körpers Qual zu stillen,
allein dem Geist
fehlt's an Entschluss und Willen.
Johann Wolfgang von Goethe

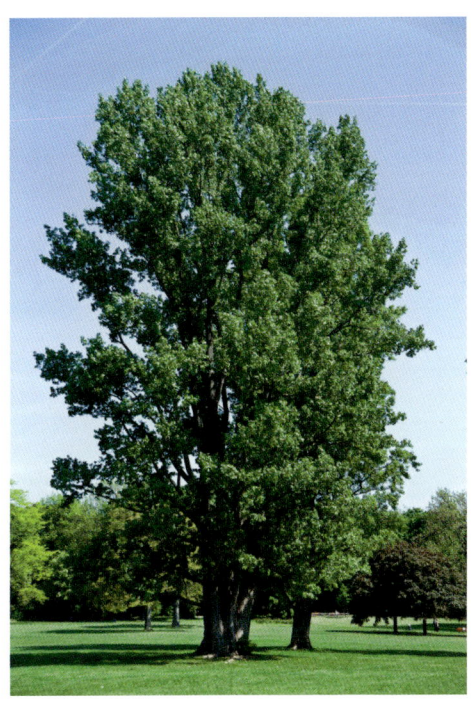

Die Schwarzpappel *(Populus nigra)* kann bis zu 30 Meter hoch wachsen. Ihre Knospen haben ein klebriges Harz (Cutin), das Bienen sammeln, um Propolis herzustellen, und das auch für die Naturheilkunde verwendet wird.

Eine historische Illustration der Schwarzpappel, die auch Saarbaum genannt wird, aus dem 19. Jahrhundert.

Das Bild einer alten Schwarzpappel erfüllt mich, sie wächst an einer Quelle und sendet ihre Knospen wie Pfeile in den klaren Märzhimmel. Die Knospen sind prall, glänzend und sehr spitzig. Wie jedes Jahr sammle ich einen Beutel davon für Tinkturen und Auszüge, wobei ich darauf achte, von jedem Zweig eine angemessene Menge zu entnehmen, um dem Baum nicht zu schaden. Schon bald sind meine Hände voller brauner, klebriger Flecken und roter Punkte. Ich nehme eine besonders große Knospe, drücke fest an ihrer Spitze. Bewundernd stelle ich fest, dass eine dickflüssige, durchsichtige Flüssigkeit austritt, eine Art korallenrotes, oder besser blutrotes Gel.

Im Herzen der Knospe bildet sich das Gewebe der zukünftigen Blüten und Blätter. In kurzer Zeit entstehen in diesem kleinen, duftenden „Wesen" die lebenswichtigen Organe des Baumes, die es ihm ermöglichen, zu atmen und sich durch Photosynthese zu ernähren. Die Knospen der Schwarzpappel und aller Baum- und Strauchpflanzen auf unserer Erdhalbkugel sind im Frühjahr die ersten, die sich nach dem langen Winter regen. Das neue Leben können wir an den eiförmigen Gebilden beobachten, den Knospen, die aus dicht zusammengepressten Schichten meristematischer Zellen, das sind teilungsfähige Zellen im Sprossgewebe der Pflanzen, bestehen und durchtränkt sind mit ätherischen Ölen und Harzen. Im Laufe des Sommers, Herbstes und des Winters verändern sie Form und Zusammensetzung, bis sie sich im Frühling endlich öffnen.

Wie ein Pfeil, der zum Himmel zeigt, braun wie die Erde, golden wie der Schild eines Engels, rot wie das warme Blut der Säugetiere und voller Heilstoffe: Die Knospen der Schwarzpappel bergen eine Botschaft für alle, die Gesundheit, Inspiration und Kraft suchen. „Vertraue dich dem natürlichen Fluss des Lebens an, stärke deine Resilienz."

In meinem Herzen
Strahlt die Kraft der Sonne
In meiner Seele
Wirkt die Wärme der Welt.
Ich will atmen
Die Kraft der Sonne
Ich will fühlen
Die Wärme der Welt.
Sonnenkraft erfüllt mich
Wärme der Welt durchdringt mich.
Rudolf Steiner, 1923

In der Knospe ruht die Zukunft der Pflanze

Die neuen Knospen wachsen bereits im *Sommer* heran, wenn die Bäume und Sträucher noch in voller Kraft stehen. Die vegetative Spitze der Zweige schwillt leicht an, und je nach Art entsteht ein eiförmiges, abgerundetes oder spitzes Organ, aus dem im folgenden Jahr Blätter und Blüten erscheinen werden. Eine Hülle aus Wachsen, Harz, sogar feinen Härchen schützt die Knospe vor Austrocknung und Kälte.

Im *Herbst* bildet sie duftende Harze, Wachse und wasserabweisenden Gummi, um den wertvollen Inhalt zu schützen. Sobald die Sonneneinstrahlung und die Temperatur abnehmen, stellt die Mutterpflanze die Wasserversorgung der Knospe ein, damit sie nicht erfriert. Sie bleibt den ganzen *Winter* über trocken und schließt sich mehr und mehr in ihre Hülle ein. Weder Insekten noch Pilze oder sonstige Parasiten haben Einlass.

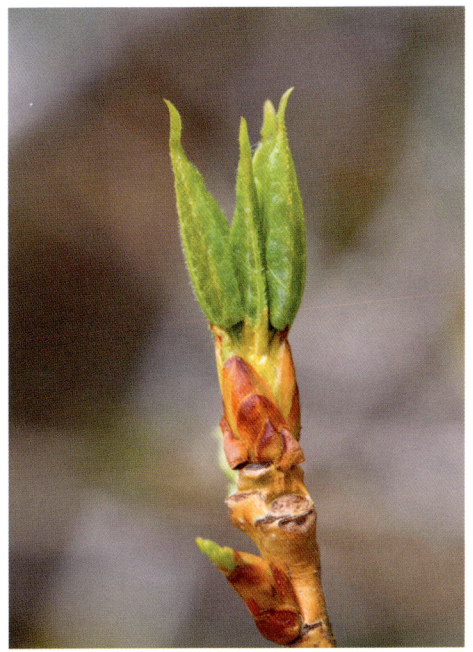 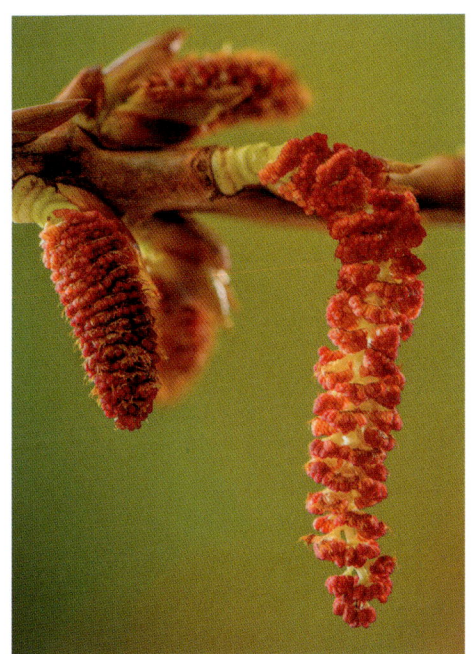

Schwarzpappelknospe öffnet sich dem Licht des Frühlings.

Blüte der Schwarzpappel (rechts)

Mit der Geduld, die alle Pflanzen kennzeichnet, warten die Bäume auf die Rückkehr des Lichts und helfen den Knospen zusätzlich, indem sie ihnen Kohlenhydratreserven (Polysaccharide) zukommen lassen, um sie vor dem Erfrieren zu schützen.

Wenn der *Frühling* naht, sind die Knospen die ersten Pflanzenorgane, die dem Ruf der warmen Jahreszeit folgen. Tagsüber wird es immer milder, nachts hingegen fallen die Temperaturen ab, und es kann noch lange Frost geben. Die Pflanzen zeigen uns auch hier, dass sie imstande sind, mit Extremen zurechtzukommen. Dank des *Fotoperiodismus*, einem physiologischen Prozess der Pflanzen, sind sie in der Lage, die Dauer des Tageslichts und der Dunkelheit wahrzunehmen. Diese „innere Uhr" scheint von einem Protein abzuhängen, das in der Pflanzenzelle enthalten ist und sich je nach Tageslänge verändert. Das Pflanzengenom ist in der Lage, die Veränderungen zu „lesen", und die Pflanze erhöht oder verringert ihre Lebensfunktionen.

Wenn die Knospen schließlich zur Blüte oder Blattentwicklung bereit sind, fließen die Säfte bereits wieder unaufhörlich in der Mutterpflanze.

Nach Monaten des scheinbaren Stillstands, in denen sich das Leben im warmen Schoß des Erdbodens abspielte, treten die Pflanzen wieder in Austausch mit ihrer Umgebung, mit der Landschaft.

Das Organ, das diesen besonderen und heiklen Moment darstellt, ist die Knospe im Rhythmus der Jahreszeiten. In einem dreifachen Prozess zeigt sie, wie man sich schützt und warm hält, innerlich sammelt und reinigt und schließlich dem Licht öffnet.

* Mit den Gaben des Sommers bildet die Knospe eine Hülle aus Schutz und Wärme.
* Sie überdauert den Winter durch Konzentration auf das Wesentliche.
* Der biologischen Uhr folgend, öffnet sie sich dem Licht des Frühlings.

Die Komplexität des Wachstums der Knospe, die Art und Weise, wie sie auf ihr Ziel zusteuert, sich den Jahreszeiten anpasst und letztendlich dem Kosmos öffnet, stehen in diesem Buch symbolisch für die Mittel und Wege, die auch wir entwickeln können, wenn wir uns mit unserer angeborenen Vitalität und Lebenskraft und unserer innersten Widerstandsfähigkeit verbinden.

> *Sorge für eine schützende, wärmende und lebenspendende Hülle und stärke sie.*
>
> *Führe eine Kräuterreinigungs-Kur durch für mehr Leichtigkeit, schärfe den Blick für das Wesentliche.*
>
> *Öffne dich der Welt auf eine neue Weise.*

„Grüne Resilienz"

Im Jahr 1955 begann die Psychologin Emmy Werner mit einer Studie über Kinder verschiedener ethnischer Gruppen auf der Insel Kauai in Hawaii. Viele von ihnen wurden in eine schwierige, von großer Unsicherheit und Armut geprägten Situation hineingeboren und wiesen im Laufe ihrer Entwicklung körperliche und psychische Probleme auf. In dieser Forschung, die 40 Jahre lang dauerte, wurde aufgezeigt, wie es einem Drittel der Kinder gelang, ihren Zustand zu verbessern und das Erwachsenenalter in guter körperlicher und geistiger Gesundheit zu erreichen, trotz aller widrigen Umstände. Die Psychologin führte dies auf die Qualität der Resilienz zurück.

Im Leben eines jeden Menschen gibt es Phasen, in denen das physische und psychische Gleichgewicht ins Wanken kommt. Die Ursachen können sowohl innerer als auch äußerer Natur sein: Trauma, Krankheit, Arbeitslosigkeit, Trennung, Trauerfall, Zeiten übermäßigen Drucks im privaten, gesellschaftlichen und beruflichen Leben.

Resilienz ist die Fähigkeit,
sich nach einem Schaden zu regenerieren,
sein Leben in die Hand zu nehmen und trotz schwieriger
Umstände einen Schritt nach vorne zu machen.

Eine seelische Notlage drückt sich oft auch durch körperliche Symptome aus, und in der akuten Phase kann es sinnvoll sein, professionelle Hilfe zu holen. Unratsam wäre es, sich gegen die Krise zu wehren oder sich zu betäuben, zum Beispiel durch Medikamente, zu viel Arbeit, Suchtverhalten. Belastungen mit Demut und Anpassungsvermögen entgegenzutreten, sich gegen ein Übermaß an Verzweiflung und Hoffnungslosigkeit zu wehren, Wege aus der Not zu suchen und zu finden, bedeutet, an einer Krise zu wachsen. Bildlich gesprochen kann aus der Asche, aus Leid und Not, etwas Neues entstehen, wenn wir einer inneren, verlässlichen Kraft Raum geben: unserer innersten Resilienz.

Die Naturheilkunde bietet uns zudem ihren unerschöpflichen Schatz an heilsamen Ressourcen an, angefangen bei der frischen, energiespendenden Kost, bei der täglichen Bewegung im Freien, dem Erleben der Naturkreisläufe im Jahreszyklus, der Verwendung von Heilpflanzen, Kräutern und Gewürzen bis hin zur Pflege unserer Seelen- und Gedankenwelt. In schwierigen Zeiten können wir darauf zurückgreifen und lernen, uns auf resiliente Weise um uns selbst zu kümmern und neue Kräfte zu sammeln.

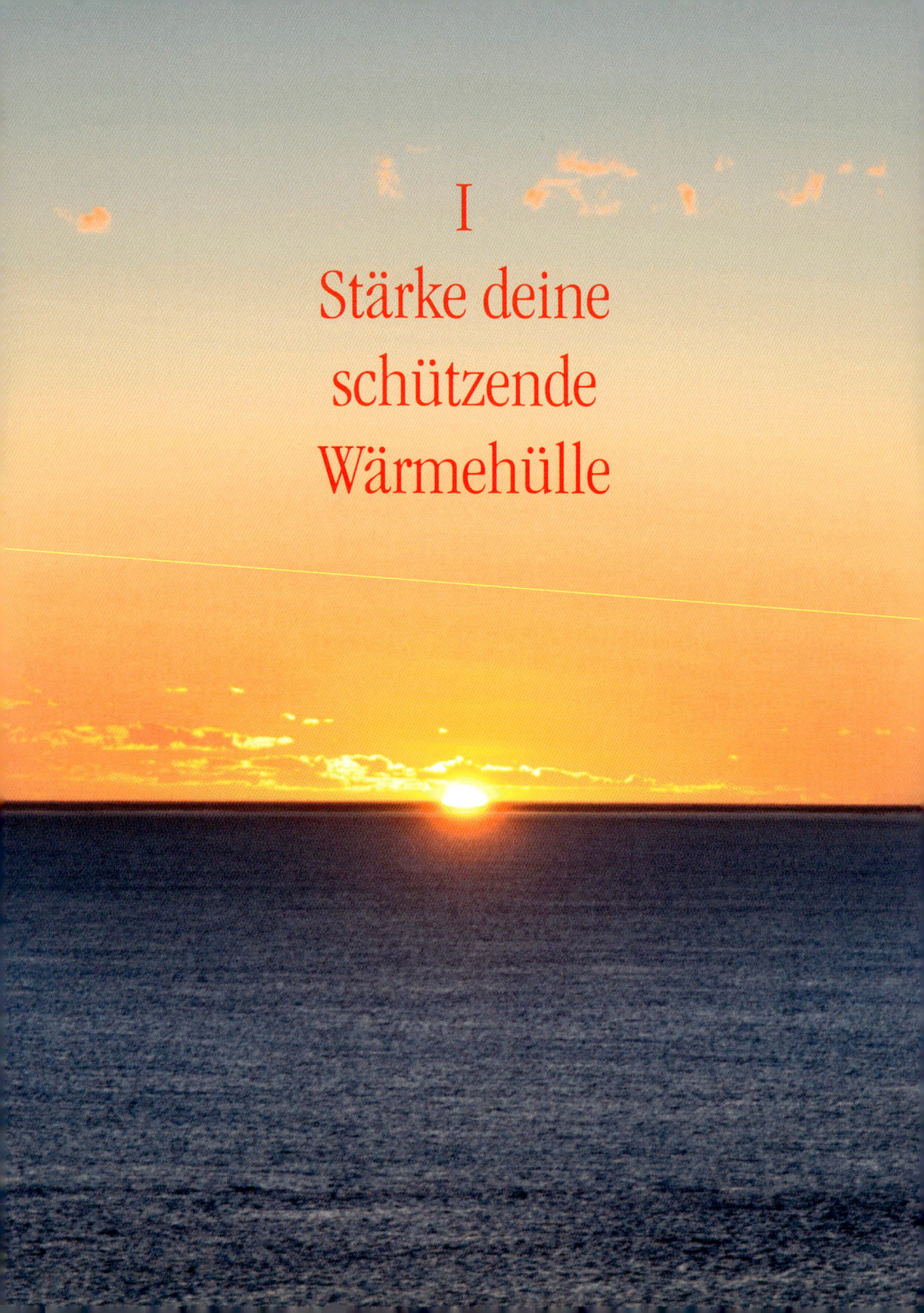

I
Stärke deine schützende Wärmehülle

Gesundheit und Krankheit gehören zusammen im Auf und Ab des Lebens

Die Individualität des Menschen ist eine einzigartige und zugleich komplexe *Einheit* aus Körper, Seele und Geist. Unser Wohlbefinden beruht auf dieser Einheit, auf einem physischen, emotionalen, mentalen und spirituellen Gleichgewicht. Wenn wir uns *eins fühlen* mit der Welt und uns selbst, sind wir auch *heil*. Wir empfinden uns als *heil*, wenn wir uns gut in unserem Körper fühlen, sich unser emotionales Gleichgewicht einpendelt trotz der alltäglichen Hürden und Probleme. Auch wenn wir *Heilung* für unsere Beschwerden finden, indem wir ein *Unheil* überstehen, erfahren wir dieses Einssein, das Heil-Sein. Es ist kein bleibender, statischer Zustand, sondern ein Prozess, der unser Leben je nach Lebenssituation und Alter ausmacht.

Um unser Gleichgewicht in Zeiten der Verwandlung oder Not zu unterstützen, verfügen wir über verschiedene Kräfte der Selbst*heilung* und Selbstregulation. Was unser Heil-Sein grundsätzlich ausmacht, können wir uns bildlich wie eine **schützende Wärmehülle** vorstellen, die *uns umgibt und zugleich durchdringt.*

*Du erlebst deine **schützende Wärmehülle**, wenn du ausgeruht nach einem langen, tiefen Schlaf an dein Tagewerk gehst, dich wohl und stark fühlst, dich warm berührt fühlst in deinen Empfindungen. Sie verleiht Gesundheitsressourcen wie Kraft, Vitalität, Mut, Belastbarkeit, um in Krisenzeiten zu deinem persönlichen Wohlbefinden und Gleichgewicht zurückzufinden.*

Sie hängt mit der individuellen Konstitution zusammen, deiner Biografie, deinem Lebensstil, aber auch mit deiner mentalen Ausrichtung. Diese schützende Wärmehülle ist es, die zu resilientem Handeln führt, denn sie ermöglicht dir, über dich hinauszuwachsen und dennoch bei dir zu bleiben. Sie trägt deinen innersten Wesenskern.

Sonnenaufgang über dem Meer

*Bereits die Worte „schützend" und „Hülle" sagen aus, womit sich diese Empfindung am besten vergleichen lässt: Unsere Schutzhülle **ist mit dem Element Wärme** verbunden, mit der **physischen Wärme** als Körpertemperatur, mit **seelischer Wärme** in Beziehungen und im Erfahren des Außen, mit **geistiger Wärme** als Enthusiasmus und Inspiration.*

Resilienz als Kraft der Verwandlung und des Wachstums benötigt viel Energie, auch Selbstliebe und Interesse am Leben. Eine intakte und harmonische Wärmehülle bietet dabei Schutz und Stärke, sie ist für unsere Gesundheit grundsätzlich notwendig. Sobald sich zu viel Kälte, Starrheit, Unbeweglichkeit einschleichen, können Krankheitsherde entstehen, und wir verlieren an Lebenskraft. Mit Hilfe von natürlichen Lebens-, Kräuter- und Ernährungspraktiken können wir diese Wärmehülle maßgebend unterstützen.

Wärme als Element

Wir erleben das Element Wärme im Rhythmus der Jahreszeiten, wie eine Atmung zwischen Konzentration und Expansion: Im Frühling und Sommer bildet sich äußere physische Wärme durch die zunehmende Sonneneinstrahlung und die steigenden Temperaturen. Im Herbst und Winter hingegen zieht sich die Wärme ins Erdreich zurück und unterstützt dort unzählige winzige Lebewesen, Pilze, Bakterien in ihrem Lebensprozess. Es ist wichtig, dass wir in der kalten Jahreszeit auch über genügend **innere Wärme** verfügen als stetige, nährende Glut.

Interessanterweise ist Feuer, das heißt Wärme, das einzige von den vier Elementen (Erde, Wasser, Luft und Feuer), das vom Menschen erzeugt werden kann. Im Altgriechischen bedeutet „thermos" (θερμός) Wärme. Es stammt aus dem Sanskrit „daya", welches Mitgefühl, Einfühlungsvermögen, Empathie bedeutet. Im Lateinischen wurde das Wort zu „tempus", das nicht nur Zeit, sondern auch die „richtige Temperatur" bedeutet. Daraus leiteten sich Begriffe wie „temprare" (mäßigen) aber auch „temperare" (verfeinern, schmelzen, mischen, formen) ab. **Wärme hat also mit dem richtigen Maß zu tun.** Ohne Wärme können viele

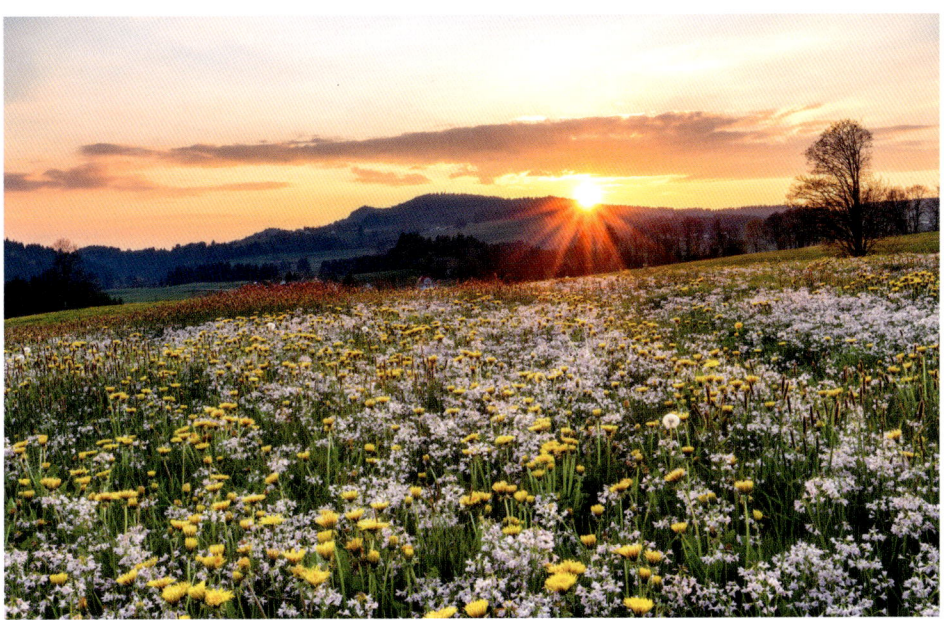

Blühende Frühlingswiese im Allgäu bei Sonnenuntergang

biologische Prozesse nicht stattfinden, und das Leben auf der Erde wäre unmöglich.

Es gibt verschiedene Symbole für Wärme:

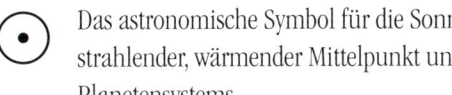 Das astronomische Symbol für die Sonne, als strahlender, wärmender Mittelpunkt unseres Planetensystems

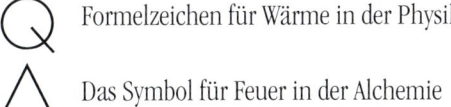 Formelzeichen für Wärme in der Physik

△ Das Symbol für Feuer in der Alchemie

Die Wärme des Herzens drückt sich in der **Empathie** aus. Sie bewirkt, dass wir unser Leben mit anderen Menschen teilen, jemandem helfen und uns einfühlen können. Im Alltag sagen wir zum Beispiel: „Diese Frau ist ein **warm**herziger Mensch.", „Der Junge hat eine warme Stimme.", aber auch „Der hat mich mit einer solchen Kälte empfangen..." oder „Ihr Blick ließ mich vor Kälte erstarren.". In der Seele und im Geist manifestiert sich die

Wärme als entzündende Idee, als Leidenschaft, **Enthusiasmus, Intuition und Genialität**. In der Entwicklung unserer Persönlichkeit hat Wärme mit der Selbstidentifikation zu tun, mit innerer Reife und Erwachsensein.

Wärme wird in vielen **Mythen** dargestellt, zum Beispiel als machtvolle Gottheit: Jupiter bzw. Zeus wird als Herrscher der Naturgewalten mit einem Bündel aus Blitzen beschrieben. In einem destruktiven Sinne führt Wärme zu einer Katharsis, zu Reinigung, Transformation. Daher kann sie auch Zerstörung bedeuten.

Ein Symbol für die schlummernde Kraft der Wärme ist der Drache, der Feuer speit, Erdbeben auslöst, unter der Erde haust, aber Lebenskraft und Macht vermittelt.

Wie wir Wärme wahrnehmen

* In der Geschichte der Menschheitsentwicklung war der **Wärmesinn** unser erster Sinn.
* Dieser ursprüngliche Wärmesinn stand zugleich für einen „**geografischen Sinn**", mit dem die Menschen günstige Orte zum Leben auswählten, an denen es ausreichend Nahrung, Wasser und Schutz gab.
* Überall im Körper gibt es einfache Nervenzellen, die Wärme- und Kältereize von außen empfangen. Wir haben einen **Temperatursinn**, der uns sagt, ob ein Gegenstand heiß oder kalt ist. Anhand seiner Wahrnehmung wissen wir, ob ein Lebensmittel zum Beispiel die richtige Temperatur für uns hat, also „gut temperiert" ist.
* Ein Gefühl der Wärme entspricht auch dem Empfinden von **Interesse**, das uns zum Teilnehmen und Austauschen mit anderen aktiviert. Dieses seelische Empfinden ist eng mit dem Lebenssinn und dem Tastsinn verbunden[1].

Wärmekräfte in der Natur und in den Pflanzen

In der Pflanzenwelt zeigt sich das Wärmeelement in der **Produktion von Ölen und Fetten**, **ätherischen Ölen** und würzigen **Aromastoffen, Wachsen, Harzen**. Ein Anzeichen für Wärmekräfte ist die Bildung von Dornen und Stacheln, das Heranreifen von Früchten, Beeren, Samen, Nüssen und die Bildung von wasserabweisenden Oberflächen.

In der Landschaft finden wir das Wärmeelement auf mageren, kalkhaltigen Wiesen mit farbenprächtigen **Blütenpflanzen**, auf **Getreidefeldern**, die unser tägliches Brot liefern, auf **Obstplantagen** und wo **wilde und angebaute Kräuter** gedeihen.

Wärme wirkt ganz besonders in süßen **Früchten** und **Beeren**, in **stärkehaltigem Gemüse**. In manchen immergrünen Pflanzenarten bilden Wärmekräfte leicht entzündliche Harze oder ätherische Öle.

Wärme ist von Natur aus in **vulkanischen Böden**, natürlichen **heißen Quellen** und **unterirdischen Metalladern**, zum Beispiel Eisen- und Kupfervorkommen, vorhanden.

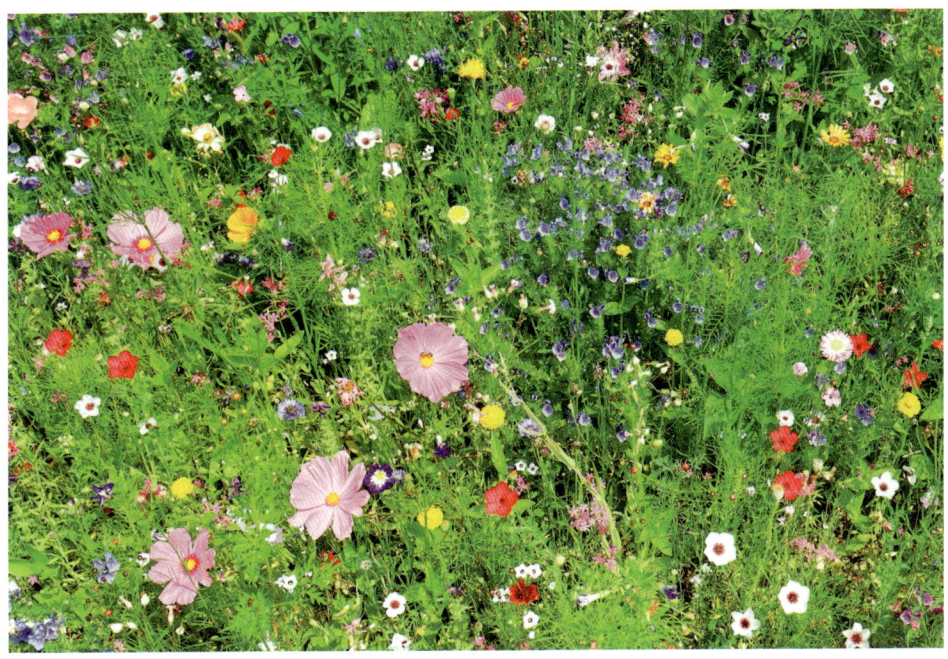

Wildblumenwiese mit üppigem Blütenbewuchs

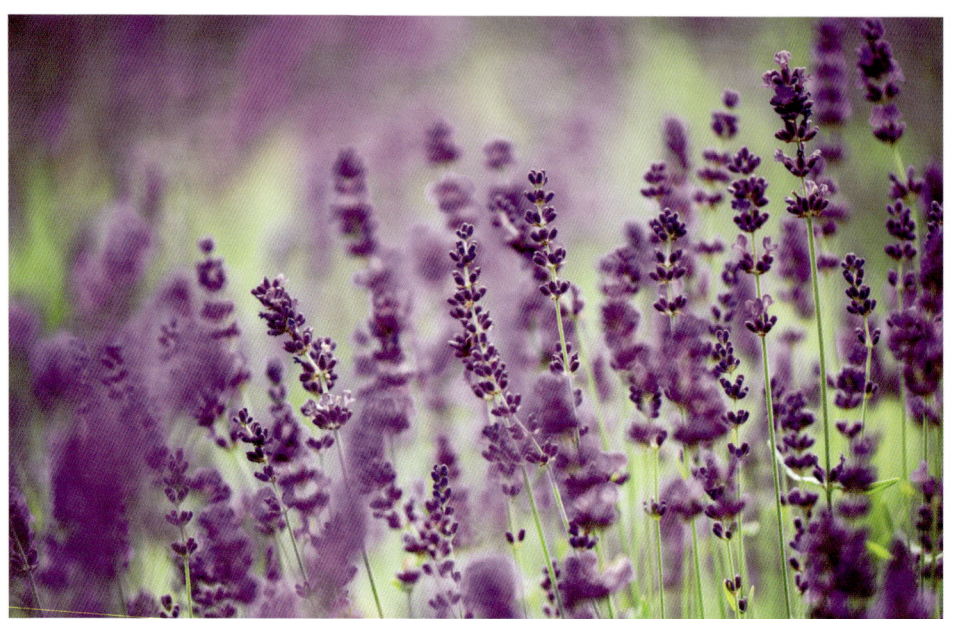

Pflanzen, die mit dem Element Wärme in Verbindung stehen

* Pflanzen, die im Allgemeinen reich an Aromastoffen sind (Heil- und Duftkräuter)
* Nektar- und pollenreiche Pflanzen (Phazelie, Rosmarin, Steinklee, Melisse, Lavendel)
* Bitter-aromatische Drogen (Wermut, Enzian, Immortelle, Tausendgüldenkraut)
* Pflanzenfamilien mit wärmebedürftigen Arten, z.B. Lorbeergewächse (Lorbeer, Zimt), Zitrusfrüchte, Lippenblütler (Rosmarin, Thymian, Oregano)
* Ölsaaten wie Sonnenblumen, Hanf, Raps
* Pflanzen, die uns nahrhafte Nüsse und Samen liefern (Haselnuss, Walnuss, Mandelbaum)
* Getreidesorten (Weizen, Hafer, Roggen, Dinkel, Hirse)

Lavendelblüten *(Lavandula angustifolia)* werden in der Naturheilkunde und der Küche verwendet. Sie haben beruhigende Eigenschaften und gehören in die Gewürzmischung „Herbes de Provence".

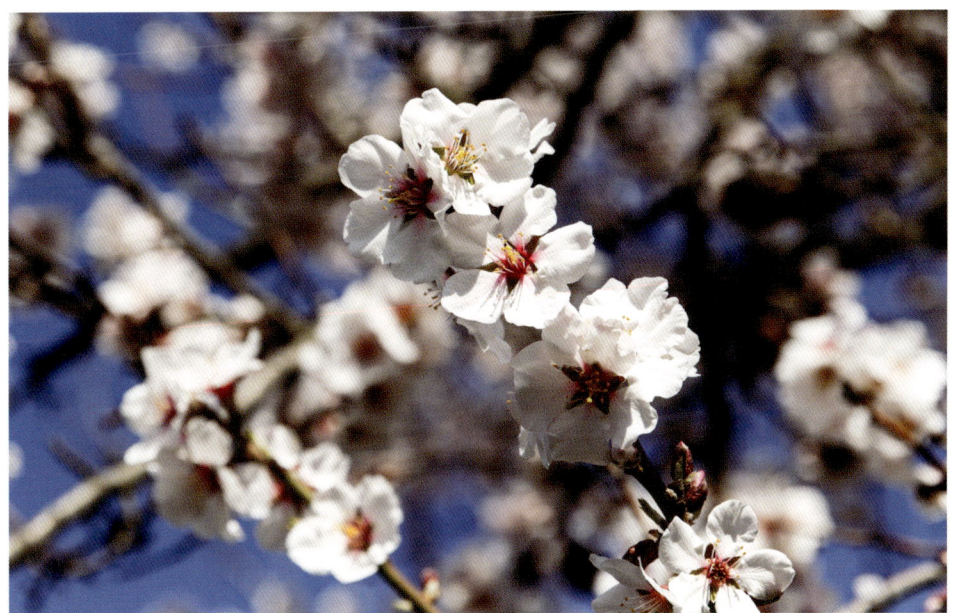

Mandelblüten bezaubern jedes Jahr im Frühling. Der Mandelbaum *(Prunus dulcis)* trägt eine vitamin- und mineralstoffhaltige Steinfrucht, die sehr gesund ist.

Die Kraft der Wärme in der Naturheilkunde

Wärme ist die Grundlage aller **Stoffwechselprozesse** in unserem Körper. In der traditionellen Sicht auf die Organe regiert Wärme das Blut und das Herz, den Dünndarm, die Muskeln und nährt die Beckenorgane, die Leber. Im Übermaß äußert sich Wärme durch Entzündungen, Fieber, Austrocknung. Nach der traditionellen chinesischen Elementelehre wird „Wärme" (Feuer) durch das Element „Holz" genährt, „Wärme" durchdringt die „Erde", beherrscht das „Metall" und wird durch „Wasser" kontrolliert.

In der europäischen *Naturheilkunde* gibt es viele Möglichkeiten, um unsere schützende Wärmehülle zu stärken, zum Beispiel durch

> Gesunde Ernährung
>
> Äußerliche Anwendungen
>
> Heilpflanzen und Kräuter

Gesunde Ernährung für die Wärmehülle

Lerne, deine tägliche Ernährung auf dein Temperament, deine persönlichen Bedürfnisse und deine Lebenssituation abzustimmen.

In jedem Alter ist eine gesunde, leichte Kost die wichtigste Grundlage für Gesundheit und Resilienz. Eine ausgewogene Ernährung wirkt sich intensiv auf unsere schützende Wärmehülle aus. Garen in der Mikrowelle, zu viel rohes Gemüse, unreifes Obst, zu viele Milchprodukte, zu viel Aufgetautes können der Wärmehülle schaden. Durch Kochmethoden wie Backen, Braten, Dörren und Rösten wird die innere Wärmebildung unterstützt.

In der Schwangerschaft, im Alter, bei Krankheiten und auch danach oder wenn zu viel Stress ansteht, also in Zeiten des Übergangs oder der Krise, wenn unser Organismus sehr gefordert wird, sollten wir unseren Wärmehaushalt bewusst unterstützen. Im Sinne der Resilienz ist gesunde Kost der allererste Schritt.

Folgende Lebensmittel stärken unsere Wärmehülle, zum Beispiel in der kalten Jahreszeit, oder wirken regulierend, wenn Wärme im Übermaß, als Hitze, im Körper vorhanden ist.

Lebensmittel, die die Wärme unterstützen

Wärmende Lebensmittel sind im Herbst und Winter empfehlenswert, auch für Menschen mit schlanker Veranlagung, nach einer Geburt, in der Rekonvaleszenz und ganz allgemein bei erhöhtem Energiebedarf, in Stresszeiten.

Fette Öle: Sie können pflanzlichen oder tierischen Ursprungs sein, sie sind reich an gesättigten Fettsäuren, z.B. Butter, Sahne, Kokosöl, Nussbutter (aus Haselnüssen, Sesam, Erdnüssen usw.).
Eiweißreiche Lebensmittel wie Sardellen, Muscheln, rotes Fleisch, Eigelb
Getreide: Hafer, Dinkel, Buchweizen, Roggen

Gewürze: Ingwer, Zimt, Nelken, Basilikum, Rosmarin, Thymian, Bergbohnenkraut, Oregano, Pfeffer, Chili (Cayennepfeffer)
Samen und Nüsse: Sonnenblumenkerne, Kürbiskerne, Sesam, Walnüsse, Haselnüsse, Cashewnüsse, Pinienkerne, Mohn, Pistazien, Mandeln
Gemüse: Artischocke, Wirsing, Rotkohl, Kohlrabi, Gurke, Chicorée, Kresse, grüne Bohnen, Steinpilz, Aubergine, Rettich, Sellerie, Löwenzahn, Kürbis, Karotte, Feldpilze, Rucola, Kartoffel, Süßkartoffel
Früchte: Äpfel, Johannisbeeren, Weintrauben, Datteln, Bananen; getrocknete Früchte

Lebensmittel, die die Wärme regulieren

Regulierende Lebensmittel sind in der heißen Jahreszeit und für Menschen mit cholerischer Konstitution, bei Übergewicht, nach einer längeren Behandlung mit Antibiotika, nach einer Chemotherapie geeignet. Sie passen gut zur Kräuterreinigungs-Kur.

Körbe mit Orangen, Pfirsichen, Birnen, Äpfeln, Weintrauben …

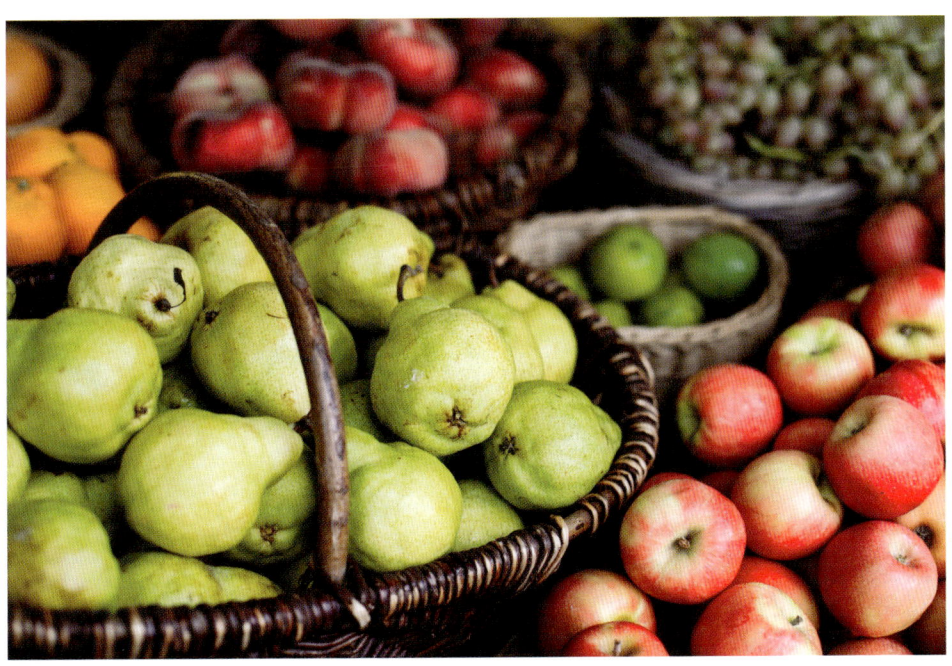

Obst: alle farbenfrohen Früchte, frisch gepresste Säfte und Smoothies, Obstsalate mit Zitronensaft und Melissenblättern; Wassermelone, Melone, Pfirsich, Zitrusfrüchte in mäßigen Mengen, Birne, Kiwi, Preiselbeere und Brombeere, Maulbeere
Gemüse: Gurken, Chicorée, Mangold, Spinat, sehr frische grüne Salate, Algen
Getreide: Reis, Hirse, Quinoa
Eiweiß: frische Milchprodukte, weißes Fleisch, weiße Bohnen, rote Linsen, Süßwasserfische wie Forelle und Barsch
Gewürze: nicht raffiniertes Meersalz, scharfe Gewürze in kleinen Mengen, sie helfen, überschüssige Wärme abzuleiten; auch Minze, Kümmel, geriebene Zitronenschale
Getränke: lauwarme Getränke (Zimmertemperatur), Teekräuter wie Minze, Kamille, Malve, Grüntee, Rooibostee

Äußerliche Anwendungen für eine starke Schutzhülle

„Übermäßige Geschwindigkeit reißt dem Körper die Seele aus."
Indianisches Sprichwort

Wir leben in einer schnelllebigen Zeit, und es ist nicht leicht, ein gesundes Gleichgewicht zwischen unseren vielzähligen Aktivitäten zu halten. Wir gehen oft zu wenig zu Fuß, verwenden lieber das Auto auch für kleine Strecken, verlassen uns immer öfter auf digitale Technologien, während unsere handwerklichen, kreativen Fähigkeiten geradezu verkümmern. Unsere Sinne „schlafen ein", die Nerven bleiben auch nachts angespannt und der ganze Organismus wird in Mitleidenschaft gezogen. Folgeerscheinungen können Herz-Kreislauf-Erkrankungen sein, Asthma, Allergien, Zyklusstörungen, geschwächte Immunabwehr, Schlaflosigkeit, Depression oder Hyperaktivität, bis hin zu degenerativen Erkrankungen. Was all diese Störungen gemeinsam haben, ist ein **von den natürlichen Rhythmen abgetrenntes Leben**, der Verlust der Verbundenheit zu Mutter Erde und zur Natur. Unsere

Schutzhülle leidet, es schleichen sich Kältezonen in den Körper ein, die zu regelrechten Erkrankungen führen können.

Äußerliche Anwendungen begleiten und ergänzen therapeutische Behandlungen jeder Art. Sie haben eine uralte Tradition und gehören zum Weisheitsgut der Volksheilkunde. Vielfach finden wir sie in der abendländischen Naturheilkunde, der anthroposophischen Heilkunde, im Ayurveda und in der Chinesischen Medizin. Äußerliche Anwendungen sind zum Beispiel Massagen, Auflagen, Wickel, Bäder, Abreibungen mit wärmenden Substanzen. Sie helfen, *Risse in unserer Schutzhülle zu heilen*.

Täglich angewendet tragen äußerliche Anwendungen zu einer individuellen Salutogenese bei.

Der Begriff „Salutogenese" setzt sich zusammen aus „salus", Gesundheit, Ganzheit, und „genesis", Schöpfung, Entstehen. Der Soziologe und Arzt Aaron Antonovsky prägte in den 1980er Jahren den Begriff „Salutogenese".

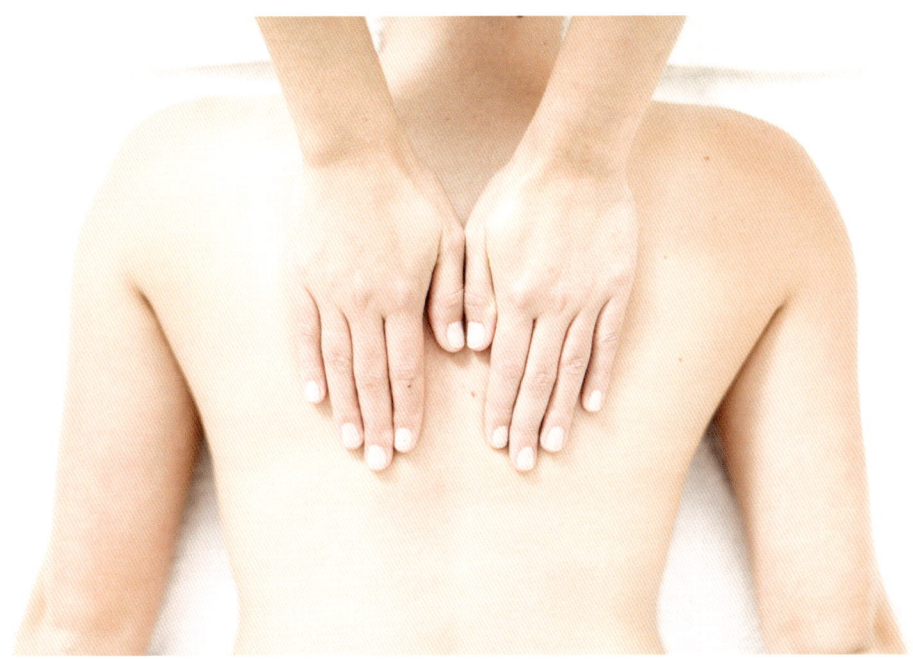

Rückenmassage

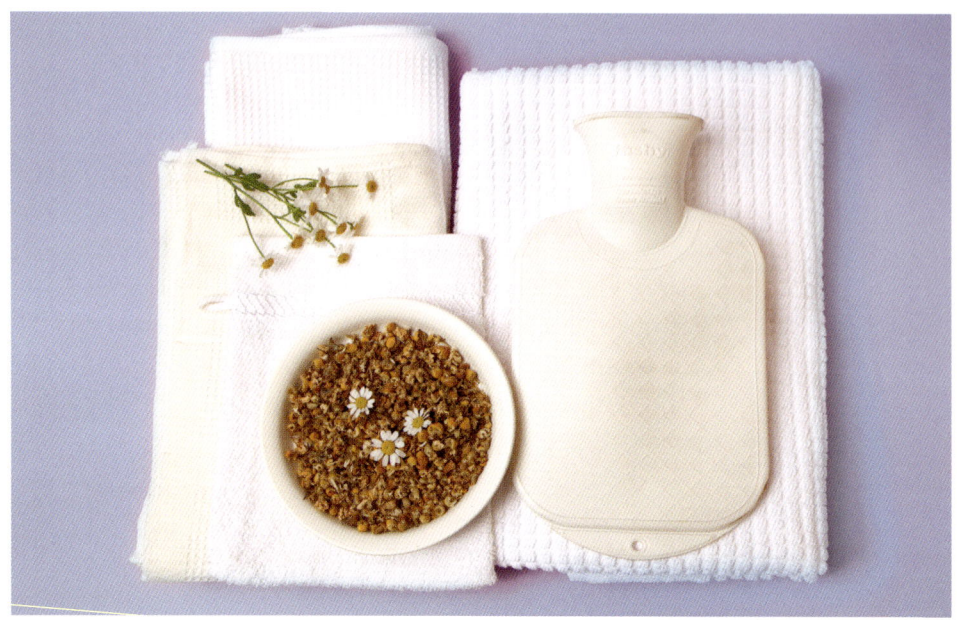

Wickel, Wärmflasche, Heilmittel

Bei der Salutogenese verfolgt der Mensch aktiv einen Lebensstil, der es ihm ermöglicht, ein gutes Gleichgewicht zwischen Körper, Seele und Geist zu erhalten. Das Konzept der Salutogenese ist sowohl in der modernen Komplementärmedizin als auch in der Anthroposophischen Medizin grundlegend.

Äußerliche Anwendungen sollten im Jahreslauf erfolgen, denn unser Organismus reagiert in jeder Jahreszeit anders.

Warum ist Rhythmus für unsere Resilienz wichtig?

Früher war der Mensch von Geburt an in die natürlichen Rhythmen eingebunden, er richtete sich nach dem Tageslicht und den saisonalen Bedingungen, folgte dem Jahreslauf, traditionellen Bräuchen und Festen. Die **Rhythmuspflege** ist unerlässlich, wenn wir unsere Resilienz stärken wollen. Innere und äußere Veränderungen im **Auf und Ab der Tages- und Jahreszeiten** wollen angenommen werden. Man kann auch sagen, dass wir unserem Stoffwechsel hinterherlaufen, denn das Gehirn funktioniert viermal langsamer als die Stoffwechselprozesse. Wenn wir aus unserem Rhythmus herausfallen, kann das zu innerer Auflösung, Krämpfen oder sogar Krankheiten führen.

In der Wissenschaft untersuchen **Chronobiologie, Chronomedizin und Chronoökologie** die Phänomene der Rhythmen in verschiedenen Lebensbereichen. Wir können auch durch Selbstbeobachtung und Achtsamkeit lernen, **unseren eigenen Rhythmen** zu folgen, um unseren Alltag ganzheitlicher auszurichten und zu **rhythmisieren**. Je mehr die äußere Realität im Einklang mit den inneren Rhythmen steht, desto mehr wird das Leben selbst zur Quelle der Kraft und Resilienz.

In der Natur können wir es gut beobachten: Die Uhr des Lebens steht niemals still, und aus Stofflichem (statisch) wird gerne Werdendes (prozesshaft). Die Pflanzenknospe, die dieses Buch inspiriert, ist ein wunderbares Beispiel dafür, und die Pflanzenwelt ist, was Rhythmus anbelangt, unsere größte Lehrmeisterin.

„Rhythmus ersetzt Kraft."
Rudolf Steiner

Äußerliche Anwendungen in der täglichen Körperpflege

Äußerliche Anwendungen helfen, Wärme zu regulieren, die Schutzhülle zu erhalten und zu stärken, seelisch leichter ins Lot zu kommen.

Ein einfacher Weg, um die Schutzhülle zu pflegen, besteht in der Eigenwahrnehmung von Wärme. Dazu verfügen wir über ein eigenes Sinnesorgan, den Temperatursinn. Er teilt uns mit, ob wir warm genug angezogen sind, wenn es in einem Raum zu kühl ist, oder ob wir uns ein bisschen bewegen sollten, um die innere Wärme anzukurbeln. Eine Mutter spürt durch ihren Wärmesinn, ob ihr Kind fiebert. Befolgen wir, was uns dieser Sinn sagt, dann erkranken wir viel seltener. Ein richtiger Schnupfen geht meistens mit einer Unterkühlung, körperlich oder seelisch, einher. Es empfiehlt sich, gerade bei Kindern, die Eigenwahrnehmung von Wärme auf spielerische Weise zu fördern.

*Achtsamkeitsübung für den gegenwärtigen Moment:
Ist dir JETZT ausreichend warm?*

In den nachfolgenden Rezepten wird eine Auswahl an **äußerlichen Anwendungen** vorgestellt, im Text auch als „äußerliche Heilmittel" angeführt. Zur Kräftigung der Abwehrkräfte oder beim Abheilen von Entzündungen greift man in der Naturheilkunde – und immer öfter auch in der Schulmedizin – zu Einreibungen, Wickeln und Auflagen. Es gibt bei einer äußerlichen Anwendung allerlei zu beachten, von der besten Anwendungszeit bis zu eventuellen Nebenwirkungen, vom Beachten der Lebensrhythmen bis zur Qualität der verwendeten Materialien, zum Beispiel der ätherischen Öle, Ölauszüge, Pflanzenauszüge, Heilerden usw. Auch ist es bei Erkrankungen ratsam, professionellen Rat zu suchen.

*Wähle Anwendungen, die deinen Lebensgewohnheiten und Zeiten entsprechen: Als Morgenmensch möchtest du deine Abreibungen gerne zeitig ausführen, als Abendmensch lieber gemütlich vor dem Zubettgehen. Du solltest dich gerade bei äußeren Anwendungen nicht gezwungen fühlen. Du tust dir Gutes damit, denn sie unterstützen deine natürliche Resilienz. Finde also heraus, wann du dich am liebsten mit duftenden Heilpflanzenextrakten, wärmenden Auflagen, reinigenden Lotionen verwöhnst. Führe die Anwendungen **mindestens drei Wochen lang aus**, soweit keine genaue Uhrzeit in der Anleitung angegeben ist. Wenn du zum Beispiel ein Tagebuch während der Kräuterreinigungs-Kur führst, kannst du Rezept und Ausführung vermerken.*

Kräuter-Ganzkörperreinigung
Flüssige Reinigungslotion für mehr Wärme und Schutz

Mische folgende Zutaten, gib sie in eine Glasflasche: 600 Milliliter abgekochtes, kalkarmes Wasser, ein Teelöffel Natronpulver oder ein Teelöffel neutrale Flüssigseife, drei Esslöffel Lavendeltinktur (Rosmarintinktur für Männer), 300 Milliliter Lorbeerhydrolat. Füge jeweils zehn Tropfen der folgenden ätherischen Öle hinzu und verschüttle gut: Eukalyptus, Süßorange, Zitrone, Rosmarin, Lorbeer, Lavandin (Hybridlavendel). Die Lotion hält sich drei Monate lang.

Gib drei Esslöffel der Mischung in eine Schüssel mit warmem oder lauwarmem Wasser, tauche einen Naturschwamm ein und reibe den ganzen Körper ab, beginne bei den Füßen über Beine, Arme, Rumpf bis zum Kinn. Die wertvollen, aromatischen Pflanzenextrakte steigern deine natürlichen Abwehrkräfte, pflegen die Haut und hinterlassen ein angenehmes Gefühl der Sauberkeit und Frische. Gleichzeitig tragen sie dazu bei, dass deine Wärmehülle intakt bleibt, auch wenn es –

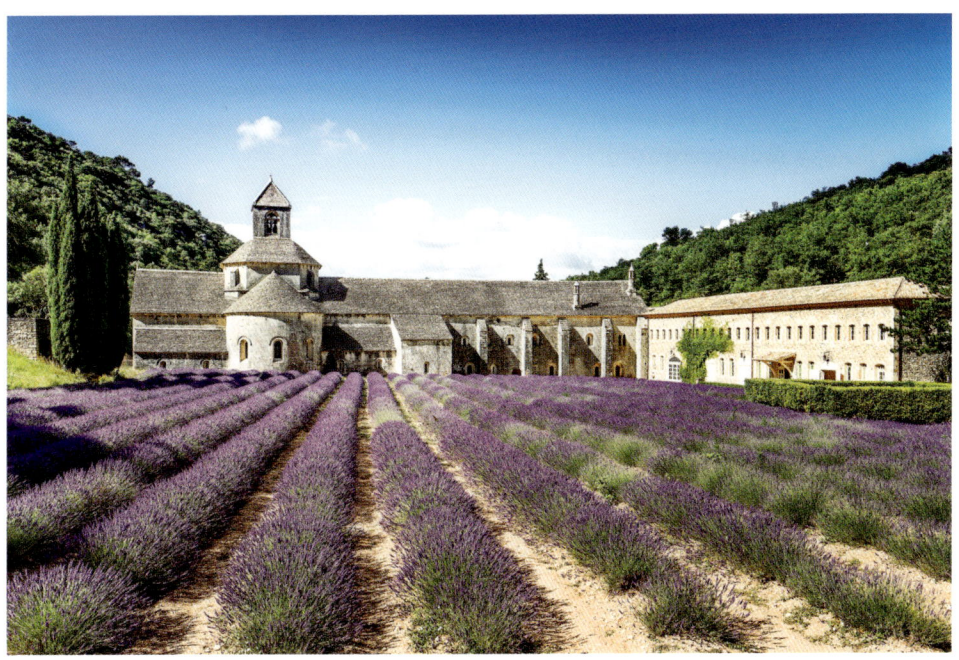

Blühender Lavendel vor dem Klostergebäude Senanque in der Provence draußen oder drinnen – stürmisch zugeht. Deine grüne Resilienz beginnt bei einem guten Körpergefühl!

Tipp: In der kalten Jahreszeit kannst du die Wirkung steigern, wenn du dich nach der Reinigung mit einem wärmenden Körperöl verwöhnst. Es eignen sich vollwertige Öle aus Sonnenblumen, Sesam und Haselnuss, angereichert mit natürlichen Heilpflanzenauszügen, zum Beispiel aus Arnika, Rosmarin, Johanniskraut, Immortelle. Im Sommer kann die Ganzkörperreinigung mit lauwarmem bis kaltem Wasser ausgeführt werden.

Blütenölmischung

Aus duftenden, heilsamen Kräuterextrakten, in diesem Falle aus Ölauszügen und ätherischen Ölen, stellt man in der Pflanzenheilkunde Mischungen her, die die Haut pflegen und nähren und zugleich auf die Wärmehülle wirken, die in großem Maße dazu beiträgt, dass wir uns körperlich und seelisch gesund und heil fühlen. Öle, also fettreiche Sub-

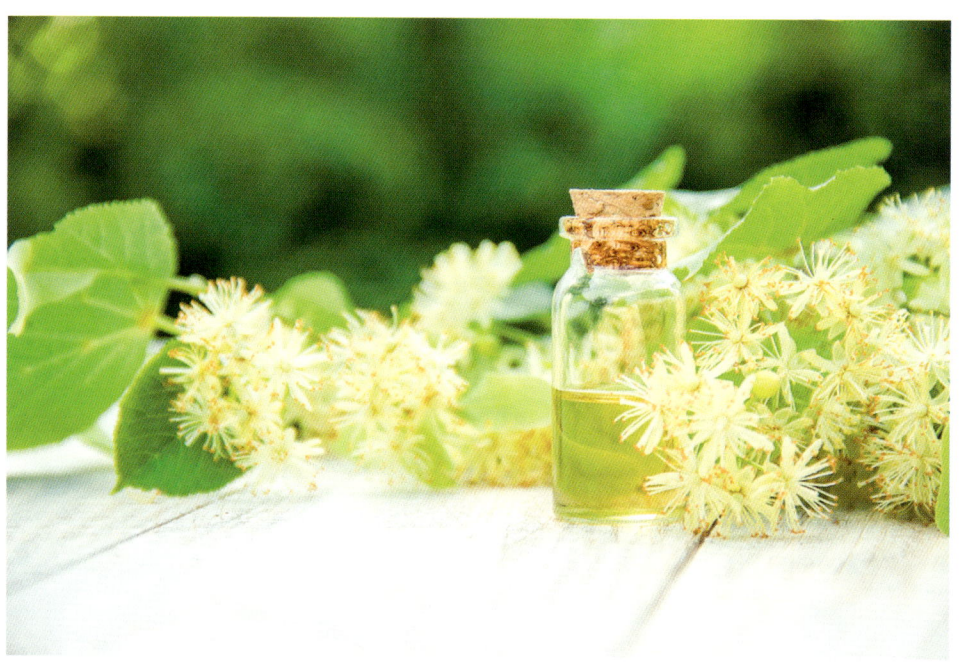

Lindenblütenölauszug

stanzen, haben einen besonderen Bezug zum Wärmeelement. Gerade in Zeiten, in denen unsere Widerstandskräfte oft auf die Probe gestellt werden, zum Beispiel im Winter, tragen Ölauszüge und ätherische Öle dazu bei, dass wir uns besser in unserem Körper verankern und die „Risse" in der Seele heilen, die sich bei zu viel Stress und Sorgen bilden können.

Die Blütenölmischung ist für jedes Alter geeignet, auch für Kinder und Jugendliche. Sie ist konzentriert und sollte ein- bis zweimal die Woche verwendet werden, zum Beispiel nach der Kräuter-Ganzkörperreinigung.

25 ml Goldrutenölauszug
25 ml Lindenölauszug
50 ml Rotkleeauszug
100 ml Sesamöl
5 Tropfen ätherisches Majoranöl
40 Tropfen ätherisches Echtes Lavendelöl (*Lavandula officinalis*)
40 Tropfen ätherisches Duftgeranienöl
10 Tropfen ätherisches Fenchelöl

In einer Braunglasflasche wird die Grundmischung aus dem Sesamöl und den wertvollen Ölauszügen angesetzt. Stelle sie zehn Minuten lang in warmes Wasser; die Öle „dehnen" sich dabei aus und nehmen die ätherischen Öle besser auf. Füge die kostbaren ätherischen Öle tropfenweise hinzu und schüttle drei Minuten lang rhythmisch, indem du eine liegende Acht oder Lemniskate bildest (∞).

Wähle nun eine Körperzone, in der du zurzeit ein Ungleichgewicht, einen Mangel verspürst. Vielleicht zeigen sich dort auch besonders trockene Hautstellen oder ein leichter Ausschlag. Die Haut ist ein wichtiges Entgiftungsorgan. Trage das Blütenöl zum Beispiel. auf den unteren Rücken auf, die Nierengegend, die Brust, den Bauch. Es ist ein herrliches Busenöl und regeneriert die Haut, wenn sich Dehnstreifen bilden.

Nach einem langen Arbeitstag kannst du deinen Füßen eine besondere Beachtung schenken, indem du ein warmes Fußbad nimmst und sie anschließend mit dem Blütenöl massierst. Trage einen Löffel des Öls auf die Füße auf und bearbeite in Ruhe jeden Teil, die Zehen, die Sohle, die Ferse und den Knöchel. Alle unsere Organe befinden sich als sogenannte Reflexzonen an den Füßen. Durch die Massage mit der speziellen Ölmischung werden diese sanft stimuliert, und du fühlst, wie dich eine wohltuende Wärme durchströmt.

Kräuterreinigung für Mund und Rachen

Die Mundhöhle umfasst Zähne, Zunge und Gaumen, geht in den Rachen über und öffnet sich zur Außenwelt als Eingangstor zur lebenswichtigen Atemluft. Die Nahrung erreicht über den Mundraum die Verdauungsorgane. Dank hochsensibler **Sinnesorgane** nehmen wir wahr, ob ein Getränk schmeckt oder eine Speise gar ist.

Gleichzeitig werden im Mund- und Rachenraum **Worte gebildet**, das Sprechen beginnt in diesem abgerundeten, wohlgeformten Teil unseres Körpers. Es lohnt sich, die Mundhöhle auf einem Anatomieatlas zu betrachten: ein wahres Wunderwerk aus rosaroten Schleimhäuten, Muskeln, Sehnen, diamantharten Zähnen bis zu Stimmbändern und Kehle.

Eine **gut durchblutete Mundschleimhaut**, ein angenehmer, sauberer Geschmack im Mund sind ein guter Hinweis für unseren Gesundheitszustand. Hygiene ist also maßgebend wichtig, und mit eiligem Zähneputzen und Spülen ist es nicht getan. Das merkt man spätestens, wenn die Zunge stark belegt ist, wenn Aphthen oder sonstige Entzündungen auftreten, bei Schmerzen und Schwellungen im Rachen und Hals.

Unsere schützende Wärmehülle ist auf das Engste mit dem **Immunsystem** im Mund- und Rachenraum verbunden. Man geht davon aus, dass viele Krankheitserreger bereits hier erfolgreich zurückgedrängt werden können. Natürliche Methoden und pflanzliche Extrakte helfen, eindringende Keime in Schach zu halten und die Schleimhäute zu pflegen und zu nähren.

Säubere deine Zähne und dein Zahnfleisch und die gesamte Mundhöhle dreimal wöchentlich mit dem duftenden Kräuterzahnpulver, am besten abends vor dem Zubettgehen. Es enthält wertvolle, keimwidrige Substanzen und übt keine abschleifende Wirkung aus, die dem Zahnschmelz schadet. Aus diesem Grunde enthält es keine Tonerde, sondern fein verriebenes, naturreines Meersalz und wohlschmeckende Heilpflanzen.

Kräuterzahnpulver
für Zähne, Zahnfleisch und Mundraum

Folgende getrocknete Kräuter werden puderfein vermahlen: Blätter von Salbei und Pfefferminze und Blüten der Kornblume, Ringelblume und Königskerze. Gib sie in einen Mörser und verreibe sie mit feinem Meersalz (Mengenverhältnis 2:1, kein Jodsalz verwenden) drei Minuten lang. Die Mischung in kleinen Schraubgläsern aufbewahren. Zur Reinigung von Zähnen und Zahnfleisch

Kornblumen mit Mohn

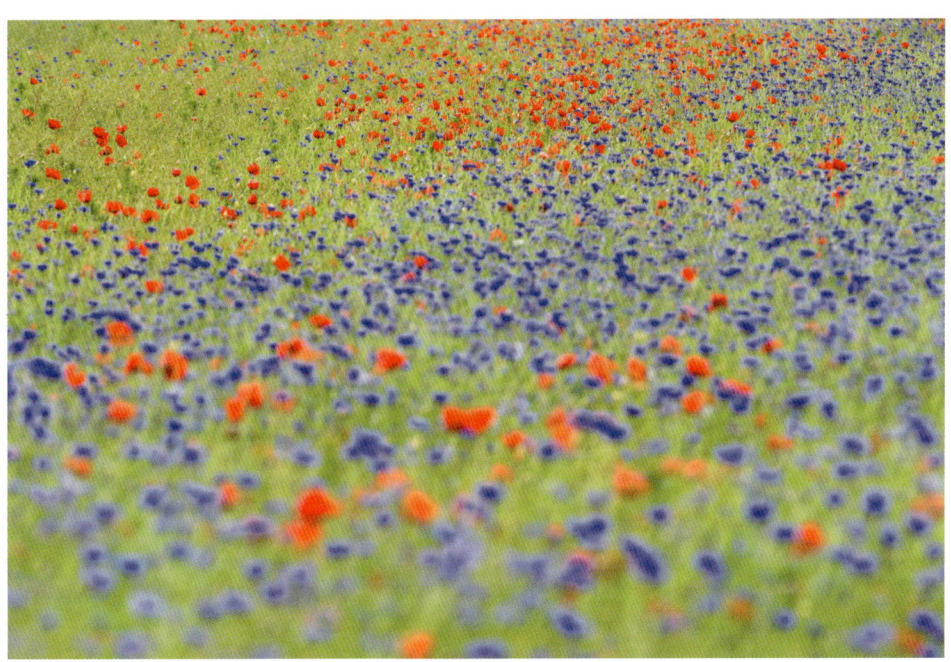

genügt ein halber Teelöffel Kräuterzahnpulver auf einer gut angefeuchteten Zahnbürste. Solltest du dich mit dem Pulver schwertun, kannst du einige Tropfen Kokosöl zu der Ausgangsmischung geben und verrühren, bis eine Paste entsteht. Sie hält sich sechs bis acht Wochen. Diese Kräuterpaste ist bestens für Kinder geeignet. Es macht übrigens großen Spaß, sie mit den Kleinen zusammen zuzubereiten!

Nach der Reinigung den Mund und Rachen gut ausspülen, gerne auch mit verdünntem Pfefferminzhydrolat oder einem Teelöffel Apfelessig in kaltem Wasser.

Inhalationen für gesunde Atemwege

Die Schleimhäute sind eine wichtige Schutzbarriere unseres Immunsystems, sie haben einen eigenen Stoffwechsel, der in bestimmten Situationen empfindlich gestört werden kann, zum Beispiel bei zu trockener oder klimatisierter Luft, hohen Temperaturen, auf langen Zug- oder

Dampf als Inhalation oder im Dampfbad hat heilende und entspannende Wirkungen. Er reinigt die Haut und beruhigt Körper und Geist.

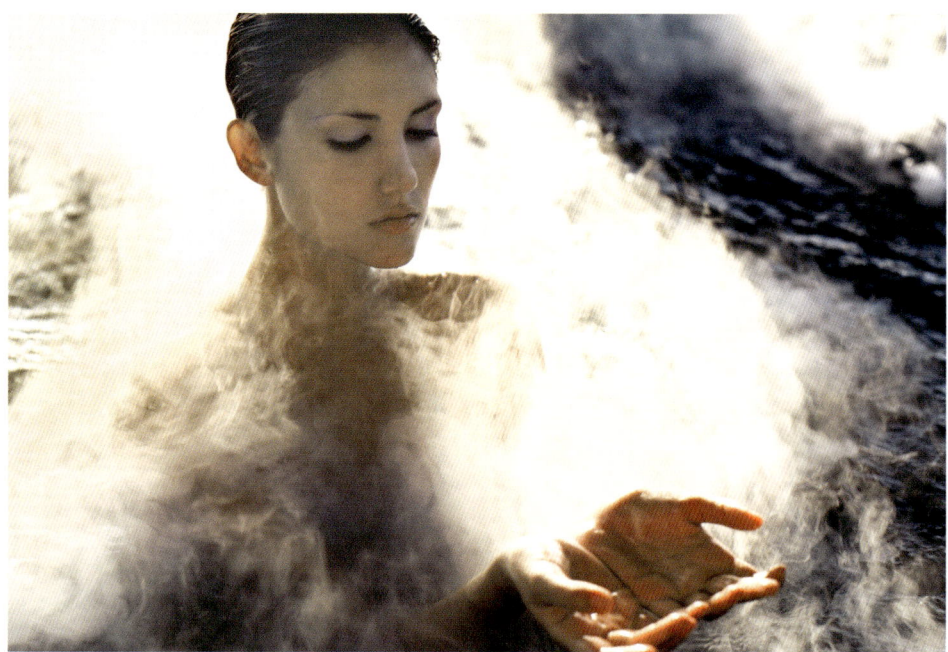

Flugreisen, bei Stoffwechselerkrankungen, in einer Chemotherapie oder in besonderen Zeiten des Umschwungs wie die Menopause.

Um die Schleimhäute von außen zu pflegen und zu befeuchten, gibt es eine wirksame und doch sanfte Methode: **Inhalationen mit heißem Kräuterdampf.** Bekannte Heilpflanzen wie Salbei, Kamille, Linde, Eibisch und Ingwer werden mit siedend heißem Wasser übergossen, der Dampf inhaliert. In einer modernen Variante kommen ätherische Öle, Hydrolate oder Tinkturen hinzu.

Inhalationen haben eine desinfizierende und krampflösende Wirkung und leisten Soforthilfe bei den ersten Anzeichen einer Verkühlung, gegen Halskratzen, Hustenreiz und Heiserkeit und verstopfte Nasen. Heilpflanzen wie Thymian, spanischer Oregano, Bergbohnenkraut oder Rosmarin wirken keimtötend und desinfizierend. Mildere Kräuter wie Lavendel und Melisse entspannen beim Inhalieren und tragen auf diese Weise zu unserer Widerstandskraft bei. Sie glätten Sorgenfalten nach einem langen Arbeitstag und entspannen die Gesichtsmuskeln, die Gesichtshaut wird entgiftet. Inhalieren mit Orangenschalen, Rosenblüten und Ringelblumen lässt uns gleich freudvoller und auch zuversichtlicher in die Welt blicken.

Zum Inhalieren benötigst du: eine Heilkräutermischung, getrocknet oder frisch, kochendes Wasser, eine kochfeste Schüssel, ein großes Handtuch und etwas Zeit und Ruhe.

Genieß die Kräuterinhalation bei leiser Musik oder einer Meditations-CD, am besten abends vor dem Schlafengehen. Im Herbst und im Winter darfst du gerne bis zu dreimal in der Woche inhalieren. Bleibe danach im Warmen, ein plötzlicher Temperaturwechsel würde den wohltuenden Effekt auf deine schützende Wärmehülle zunichtemachen.

Basismischung für den Aufguss
* *100 g Lorbeerblätter*
* *100 g Thymianblätter und -blüten*
* *50 g Oreganoblätter*
* *50 g Melissenblätter*
 (Diese Mischung reicht für viele Inhalationen)

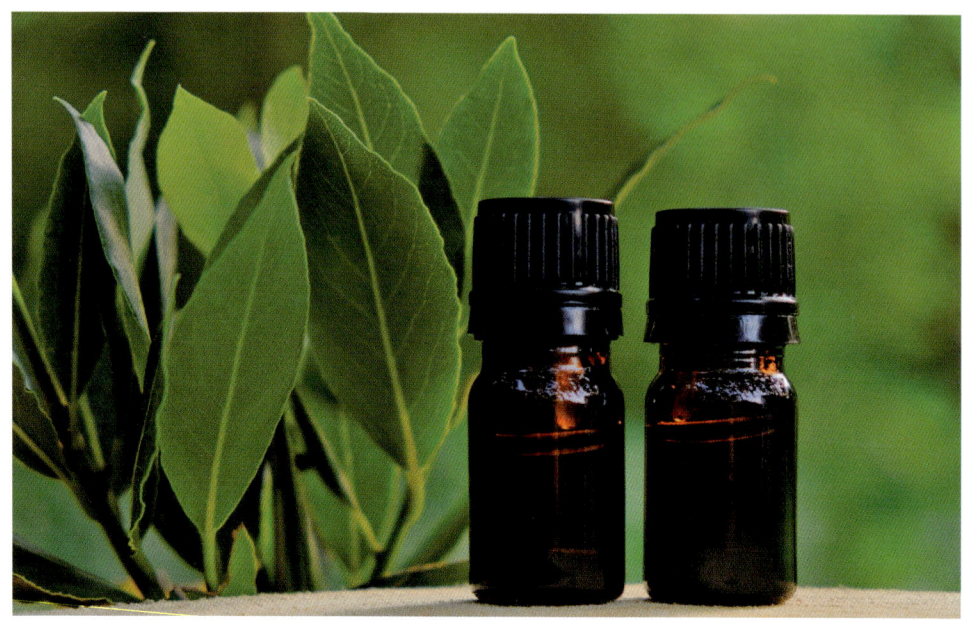

Lorbeerblätter *(Laurus nobilis)* und ihr ätherisches Öl

Beim Inhalieren mit Kräuterextrakten ist die **Qualität der Kräuter und der ätherischen Öle maßgebend**. Verwende nur Heilpflanzen aus nachhaltigem, am besten biodynamischem Anbau, sie sollten nicht älter als zwei Jahre sein. Zerreibe die Kräuter grob mit den Händen, mische sie in einer Schüssel aus Keramik oder Stahl (Plastik neutralisiert Düfte!) und gib sie zum Aufbewahren in einen gut verschlossenen Glasbehälter.

Um den Kräutern noch mehr Heilkraft und Duft zu entlocken, kannst du sie vor der Inhalation mörsern. Übergieße drei Teelöffel der Kräutermischung mit einem Liter kochenden Wasser, lass den Aufguss nicht länger als drei Minuten ziehen. Bei längerer Ziehzeit werden die ätherischen Öle durch die Gerbstoffe gebunden und verlieren ihre Wirkung. Gieße das Infus in eine Schüssel aus Keramik, kochfestem Glas oder Edelstahl (wieder bitte keinen Kunststoff). Nun fehlt nur noch die Emulsion aus Honig und ätherischen Ölen für die Inhalation. Die ätherischen Öle (siehe Rezept Seite 35) werden mit dem Honig vermischt und zum Heilkräuteraufguss gegeben.

Ätherische-Öle-Honig-Emulsion
* *1 EL Blütenhonig*
* *3 EL Immortellenhydrolat*
  Ätherische Öle:
* *1-3 Tropfen Eukalyptus*
* *3 Tropfen Zitrone*
* *3 Tropfen Lorbeer*
* *3 Tropfen Myrte*

Nun muss es rasch gehen, der duftende Aufguss kommt auf eine feste Unterlage, Handtuch und eventuell ein Haarband liegen bereit. Ziehe das Handtuch über den Kopf und halte das Gesicht über die dampfende Schüssel, in einer angenehmen Entfernung vom Aufguss. Atme den wohltuenden Dampf einige Minuten lang ein, mit geschlossenem oder auch mit geöffnetem Mund, damit die Wirkstoffe in die Schleimhäute der Nase und der Mundhöhle samt Rachen eindringen können. Trockne Gesicht und Hals und trage einen pflegenden, antiseptischen Nasenbalsam auf.

Pflegender Nasenbalsam

Bereits die Ägypter verwendeten öl- und wachshaltige Salben, um die Nasenschleimhäute vor dem Wüstensand oder der extremen Trockenheit und Hitze zu schützen. Dazu ließen sie wertvolle ätherische Öle aus Indien und dem Himalaya kommen, zum Beispiel kostbares Nardenöl (*Nardostachys jatamansi*) und verschiedene Harze.

Das Innere der Nase birgt hochempfindliche Riechorgane und ist mit dem Rachen verbunden. Alles, was durch die Nase eindringt, gelangt demnach in unsere Atemwege. Die Nase ist wie der Mundraum eine Pforte zu unserem Inneren und ein wichtiges Organ für unsere Schutz- und Wärmehülle. Wenn die Nasenschleimhäute zum Beispiel austrocknen, wird das Immunsystem geschwächt. Wie im Mund- und Rachenraum erfüllen die Schleimhäute der Nase eine Reinigungs- und Schutzfunktion. Krankheitserreger haben es bei einer Überreizung leichter, in den Körper einzudringen. Beschwerden machen sich bei den meisten Betroffenen durch eine laufende, juckende und brennende Nase bemerkbar, so wie man sie bei starkem Schnupfen oder auch Heuschnupfen kennt.

Ein **antiseptischer Nasenbalsam** wirkt also als wirkungsvoller Schutz gegen Keime und spendet eine sanfte und nachhaltige Pflege. Das nachfolgende Rezept für die Herstellung einer angenehm duftenden und intensiv pflegenden Nasensalbe ist einfach zu befolgen. Es erfordert lediglich etwas Fingerspitzengefühl und Geduld beim Einträufeln der Wirkstoffe (ätherische Öle) in die Fett-Wachsphase.

- *100 ml Lorbeeröl (Ölauszug aus Lorbeerblättern und -blüten)*
- *10 g unraffiniertes Bienenwachs*
  (weist eine goldgelbe Färbung auf)
- *10 Tropfen Bio-Propolis*
  (Bienenkittharz aus der Apotheke oder vom Imker)
- *20 Tropfen ätherisches Myrtenöl*
- *20 Tropfen ätherisches Zitronenöl*
- *10 Tropfen ätherisches Karottenöl*
- *10 Tropfen ätherisches Zedernöl*

Den Lorbeerölauszug in einem Wasserbad erhitzen, das Bienenwachs separat schmelzen. Die beiden Zutaten unter vorsichtigem Rühren mit einem Glas- oder Keramikstab mischen, aus dem Wasserbad nehmen und ständig weiterrühren. Sobald das Thermometer 45 Grad anzeigt, fügst du als erstes tropfenweise Propolis hinzu, indem du vom Becherrand zur Mitte rührst und zurück. Dann träufelst du die ätherischen Öle ganz langsam in die lauwarme Mischung. Gieße die Flüssigkeit in kleine Glasbehälter oder Döschen, beschrifte sie. Der Nasenbalsam sollte im Winter in keiner Handtasche und keinem Schulrucksack fehlen. (Für den Kindernasenbalsam verwendest du ätherische Öle aus Zitrone, Karotte und Myrte, eventuell in einer etwas geringeren Menge, um keine Reizungen auszulösen).

Ätherische Öle aus Pflanzen und Bäumen wie Myrte, Zitrone und Zeder haben eine antimikrobielle Wirkung, ätherisches Karottenöl lindert und heilt Reizungen der empfindlichen Nasenschleimhäute. Der Nasenbalsam

Seit alters her gilt die Myrte *(Myrtus communis)* als ein beliebtes Heilmittel. Das ätherische Myrtenöl ist ausgleichend, hilft gelassener zu werden und gibt Kraft.

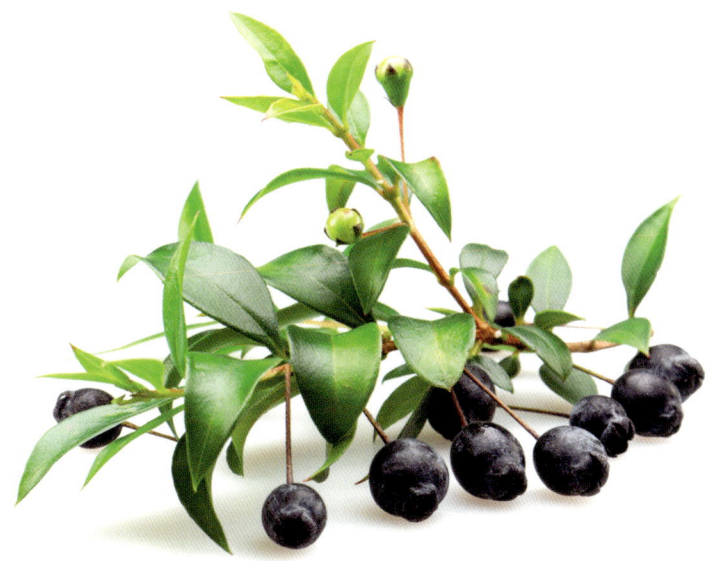

kann in der kalten Jahreszeit mehrmals täglich aufgetragen werden, aber auch im Sommer kann er helfen, zum Beispiel auf längeren Reisen, wenn die Luft zu trocken ist oder gerade viele Menschen im Raum sind.

Besondere äußerliche Anwendungen

Folgende äußerliche Anwendungen sind besonders in Stresssituationen angezeigt oder zur Erholung nach einer längeren Krankheit. Regelmäßig angewendet ergänzen sie therapeutische Maßnahmen schulmedizinischer oder naturheilkundlicher Art. Auch hier gilt der Grundsatz, dass Gesundsein sowie Genesung nicht einzig und allein von der Einnahme von Heilmitteln und Medikamenten abhängen, sondern auch von der Art und Weise, wie wir unseren Organismus von außen beleben, wärmen und pflegen. Die oft erwähnte Schutz- und Wärmehülle wird durch die nachfolgenden äußerlichen Anwendungen ganzheitlich gestärkt: Weißdorn-Kräuterhandbad, der heilsame Wickel für die Leber und die Kräutereinreibung für die Körpermitte.

Weißdorn-Handbad für Herz und Kreislauf

Der Weißdorn (*Crataegus spp.*) ist eine uralte Heilpflanze der Kelten und Germanen. Bienen und Insekten lieben diesen Strauch, im Geäst tummeln sich trotz der Dornen Kleintiere, Schmetterlinge und Kleinvögel, und mit etwas Glück findet man dort sogar kugelrunde Misteln. Im Frühling tragen die kleinen Bäume bzw. Sträucher heilkräftige Blätter und Blüten, im Herbst reifen die blutroten Früchte, die noch von meiner deutschböhmischen Großmutter zu Mehl gemahlen wurden.

In der heutigen Heilpflanzenkunde gehört er zu den bekanntesten Heilpflanzen für Herz und Kreislauf. Für die äußere Anwendung nimmt man die getrocknete Teedroge (Blätter, Blüten), bestens geeignet für herzschwache Menschen bei Blutarmut, Erschöpfung, Schlaflosigkeit und im Allgemeinen in besonders anstrengenden Zeiten.

Zweimal in der Woche angewendet unterstützt ein **Handbad mit Weißdorn, Lavendel und Melisse** unsere Resilienz. Melisse und Lavendel, die duftenden Lippenblütler, ergänzen den kräftigenden und zugleich ent-

Alle heimischen Weißdornarten, hier der Eingriffelige Weißdorn *(Crataegus monogyna)*, gehören zur Familie der Rosengewächse *(Rosaceae)*. Er wird zur Stärkung des Herzens eingesetzt. Hier sehen wir Früchte und Blüten im Herbst.

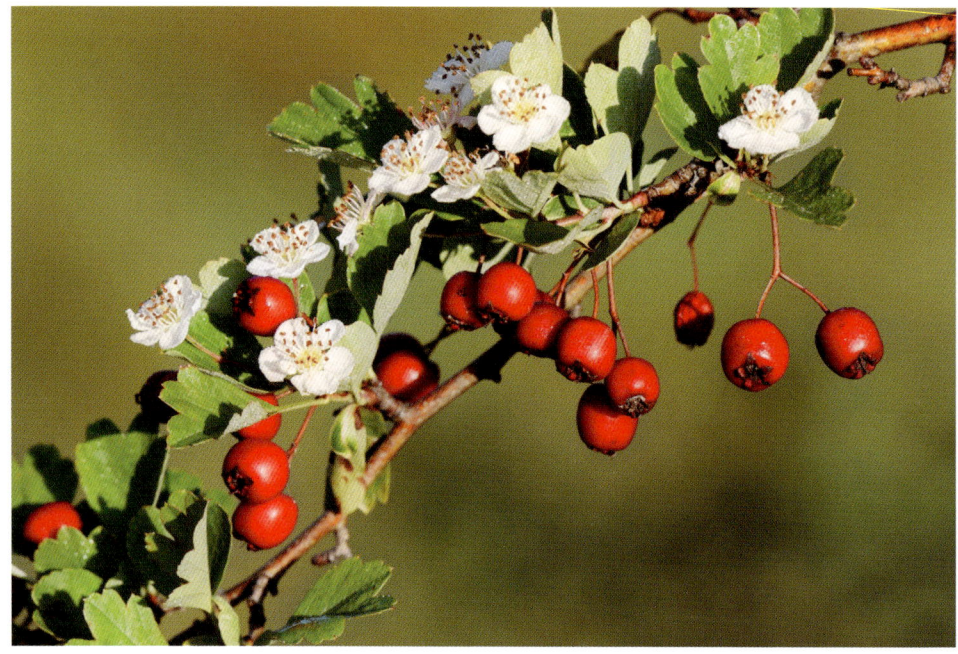

spannenden Effekt des Weißdorns. Diese Anwendung regt den Kreislauf an, verbessert die Blutzirkulation in Fingern und Gelenken, „durchwärmt" das Herz bei Müdigkeit und Trostlosigkeit und trägt zur Muskelentspannung von Schultern und Nacken bei. Im Winter kann man ein Stückchen Zimtrinde in den Aufguss geben, im Sommer eine Prise Rosmarin- oder Pfefferminzblätter.

Für ein Weißdorn-Handbad:
* 3 EL Weißdornblüten und -blätter
* 1 EL Lavendelblüten
* 2 EL Melissenblätter

Heißes Wasser, ein Handtuch, zur Begleitung entspannende Musik oder wohltuende Stille

Die Kräutermischung wird im Mörser grob zerrieben, damit Wirkstoffe und ätherische Öle besser aufgeschlüsselt werden können. Übergieße sie mit zwei bis drei Litern kochendem Wasser, je nach Gefäß. Nach einer Viertelstunde wird gefiltert, und der Sud kommt in eine passende Schüssel oder Becken. Die Temperatur sollte nicht zu heiß sein (angenehme Handtemperatur). Füge eventuell lauwarmes Wasser oder Sud hinzu.

Setz dich bequem auf einen hohen Stuhl und lege Hände, Handgelenke und möglichst auch die Unterarme bis zur Hälfte in die Kräuterlösung. Entspanne deine Stirn, das ganze Gesicht, Schultern und Nacken und atme tief den aromatischen Duft ein. Spüre der Wirkung der Wärme nach, und wenn du möchtest, schließe die Augen und lass deine Gedanken ruhen. Bleibe bis zu zehn Minuten im Handbad, trockne Hände und Arme sorgfältig ab und trage zum Abschluss etwas Arnikaöl auf die warme Haut auf.

Regelmäßig angewendet, entfaltet das Weißdorn-Handbad seine Wirkung, indem es ein herrliches Gefühl der Entspannung erzeugt. Die besten Zeiträume im Jahreslauf sind die erste Frühlingsphase, der Hochsommer und der nebelige Frühherbst, wenn der Kreislauf und auch unser Gemütszustand besonders herausgefordert werden.

Immortellenwickel:
Die Leber verwöhnen

Wickel haben erfahrungsgemäß eine positive Wirkung auf die inneren Organe, aus der traditionellen Kräuterheilkunde kennen wir zum Beispiel die wohltuende, warme Kamillenwickelauflage bei Bauchschmerzen. Die Immortelle, ein Korbblütler aus dem Mittelmeergebiet, hat einen besonderen Bezug zu Leber und Gallenblase. Als inneres und äußeres Heilmittel wirkt sie auch auf Nieren und Darm. Durch die folgende Anwendung, eine Wickelauflage, wird die natürliche Entgiftung über die Ausscheidungsorgane und die Haut angeregt. Gleichzeitig beruhigt sich der empfindliche Magen-Darm-Trakt, denn Wickelauflagen helfen, die Längsmuskulatur zu entspannen. Bei längerer Anwendung kommt die Körpermitte spürbar ins Gleichgewicht, was auch zu mehr Gelassenheit und Ruhe beiträgt. In der alltäglichen Gesundheitspflege hilft der Wickel bei Kopfschmerzen, die auf eine schlechte Verdauung zurückzuführen sind, prämenstruellem Syndrom und Unruhegefühlen. Der Immortellenwickel

Die Immortelle *(Helichrysum italicum)*, auch italienische Strohblume genannt, hat eine wundheilende Wirkung, da ihre Stoffe aufbauend und stärkend für den Organismus sind.

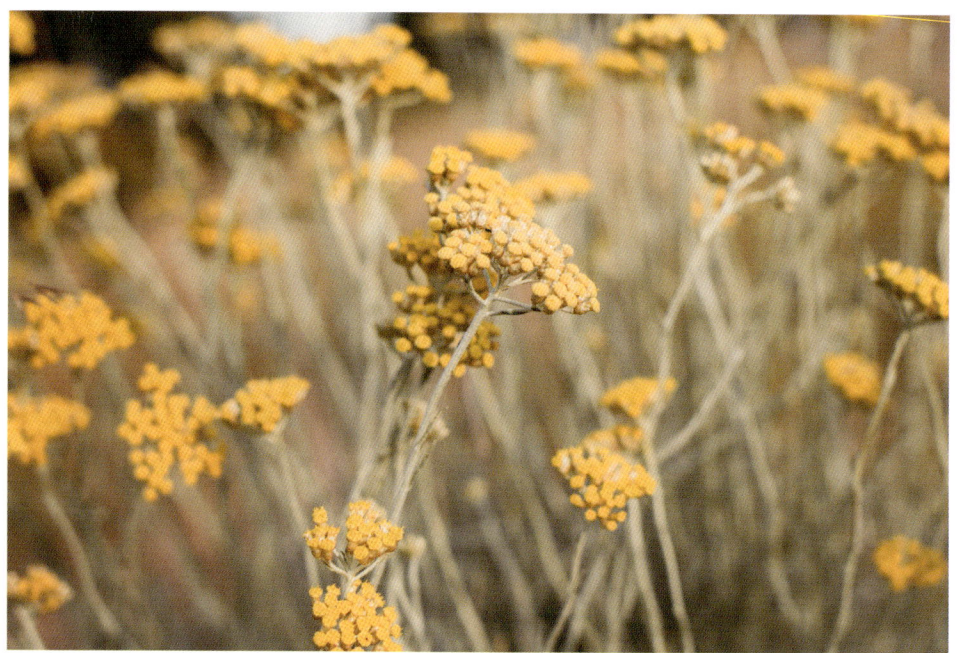

wird unterstützend bei traumatischen Zuständen und starker körperlicher Erschöpfung oder Nervosität empfohlen.

Die Immortelle (*Helichrysum italicum*) wächst als kleiner, ausdauernder Strauch an sonnigen Berghängen und Küsten der Mittelmeerländer. Ende Juni bis Anfang Juli werden die schwefelgelben, blühenden Sprossspitzen gesammelt und getrocknet, zu verschiedenen Extrakten weiterverarbeitet oder wasserdampfdestilliert. Auszüge aus dem intensiv duftenden Korbblütler wirken leberstärkend und lymphanregend, entzündungshemmend, reizlindernd bei Husten und Heiserkeit, stark heilend bei Hämatomen und pflegend bei Narben und Hautausschlägen. Eine ausführliche Beschreibung dieser vielseitigen Heilpflanze findest du in dem Buch: Mecozzi, Karin (2018) Ars herbaria, Heilpflanzen im Jahreslauf, 2. Auflage, Basel.

Ausführung:

Diese Wickelauflage eignet sich für den Abend und sollte mindestens eine Stunde nach einer Hauptmahlzeit angewendet werden. Als erstes wird ein starker **Immortellentee** *zubereitet: Fünf Gramm getrocknete Immortellenblüten und -stängel werden leicht gemörsert und mit 500 Milliliter Wasser übergossen. Filtere nach zehn Minuten und lasse den Tee auf eine handwarme Temperatur abkühlen. In einem Glas oder einer Porzellantasse werden drei Tropfen ätherisches Zitronenöl mit zwei Esslöffeln Immortellenhydrolat und einem Teelöffel Honig verrührt. Gib diese Wirkstoffe zum Tee, rühre gut um und tränke rasch ein dickes Naturfasertuch mit der Lösung. Nun wird das Tuch ein paar Mal ausgedrückt und wieder vollgesaugt. Lege das feuchtwarme Tuch rechts auf den Leberbereich (unter dem rechten Rippenbogen). Decke den duftenden Wickel gut zu, zuerst mit einem Wolltuch (im Winter) oder einem Baumwolltuch (im Sommer), dann mit einer wasserundurchlässigen Auflage und einer lauwarmen Wärmflasche.*

Nimm dir eine halbe Stunde Zeit, halte während der Anwendung inne. Setze dich gemütlich hin und lasse die Kräuterauflage wirken. Nach 15-20 Minuten wird der Wickel abgenommen, es empfiehlt sich eine leichte Einreibung mit Immortellenöl oder Sesamöl.

Diese Anwendung wirkt noch etwas nach, sie ist eine gute Übung für unser Körpergespür, daher solltest du unmittelbar nach der Anwendung nicht eilen oder hetzen.

Wende deinen Immortellenwickel insbesondere im Frühling und im Herbst an, also in den sogenannten Übergangszeiten, am besten zweimal in der Woche. Bei Erkrankungen der inneren Organe sollte man einen Therapeuten fragen, ob diese spezielle Kräuteranwendung geeignet ist.

Sonnengeflecht-Kräutereinreibung

Diese Einreibung mit wärmenden Kräuterölen entspannt das Sonnengeflecht (der Bereich zwischen Brustbein und Bauchnabel) und die Bauchorgane und eignet sich als Nachbehandlung nach dem Immortellenwickel. Täglich angewendet übt sie eine tiefgehende Wirkung aus: Sie hilft dir, wenn du zum Beispiel bei der Arbeit mit vielen Menschen in Kontakt bist und dich besser abschirmen möchtest. Verwende sie, wenn du in besonders stressigen Zeiten deinen Mann bzw. deine Frau stehen möchtest, dich aber nicht stark, nicht standfest genug fühlst. Bei unregelmäßiger Verdauung und Verstopfung massiere morgens sanft den ganzen Bauchraum, indem du 40 Kreise im Uhrzeigersinn ziehst.

Um starken Regelschmerzen vorzubeugen, trage die Kräutereinreibung am besten in der Zeit nach dem Eisprung bis zur Blutung jeden Abend auf Unterbauch und Nierengegend auf; halte Bauch und Rücken warm.

* *50 ml Johanniskrautölauszug*
* *50 ml Ringelblumenölauszug*
* *10 ml Hanföl*
* *40 ml Sonnenblumenöl oder Sesamöl*
* *Ätherische Öle aus Süßorange, Lorbeer, Immortelle*

Mische Öle und Ölauszüge in einer Braunglasflasche und erwärme sie leicht in einem Wasserbad (45 Grad nicht überschreiten). Füge die ätherischen Öle hinzu, 30 Tropfen Süßorange und 15 Tropfen Lorbeer, verfeinere mit zwei Tropfen Immortelle.

Aus der Ringelblume *(Calendula officinalis)* werden Salben und Öle hergestellt, die eine entzündungshemmende und wundheilende Wirkung entfalten. Besonders die Haut heilt nach Einreibung mit Ringelblumenöl oder -salbe.

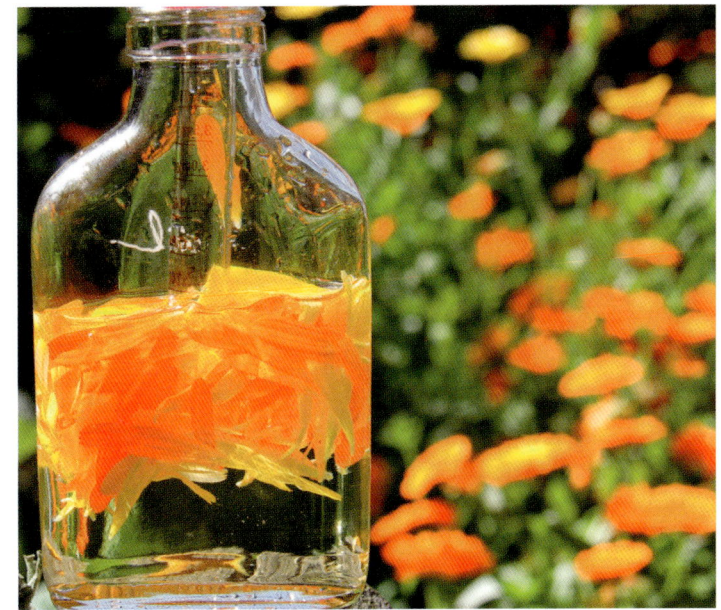

Verschüttle erneut, indem du das Fläschchen mit der Ölmischung mindestens drei Minuten lang rhythmisch hin- und herschwenkst, bilde dabei eine Acht. Dadurch verteilen sich die wertvollen ätherischen Öle in den Kräuter-Trägerölen. Die Heilpflanzen, aus denen sie gewonnen wurden, finden sozusagen zueinander.

Nach zwei, drei Tagen Ruhezeit an einem dunklen, warmen Ort kannst du deine Sonnengeflecht-Einreibung durchführen. Verteile am Morgen einen Esslöffel der Ölmischung auf deinem Sonnengeflecht, ungefähr drei Fingerbreit oberhalb des Nabels. Massiere sanft im Uhrzeigersinn, bis sie ganz eingezogen ist. Im Winter kannst du ein leichtes Wolltüchlein darüber geben, die Wärme unterstützt die Wirkung zusätzlich. Im Sommer solltest du nach der Anwendung nicht sofort sonnenbaden, das ätherische Süßorangenöl kann den körpereigenen Sonnenschutz herabsetzen. Trage die Ölmischung eventuell danach oder abends vor dem Schlafengehen auf, der Duft kann für angenehme Kräuterträume sorgen.

Heilpflanzen- und Kräuterextrakte für deine schützende Wärmehülle

Eine gesunde, lebendige Ernährung, den eigenen Rhythmus in Einklang bringen mit den Jahreszeiten und spezifische, äußerliche Anwendungen sind drei kraftvolle Schlüssel, um die eigene Resilienz zu unterstützen.

Heil- und Duftpflanzen und Kräuterextrakte spielen dabei eine wichtige Rolle, zum Beispiel in Form von Tees, Tinkturen oder Ölauszügen zur inneren Einnahme oder für die äußere Verwendung. Heilpflanzen können uns in vielen Lebenssituationen begleiten, jedes Kraut wirkt auf eigene Weise und sollte fachgerecht auf den jeweiligen Menschen und seine Bedürfnisse abgestimmt werden. Wir finden heute viele fertige Kräuterprodukte, die schnell und leicht einzunehmen sind und verlässlich helfen können. Andererseits wirken individuell abgestimmte Rezepturen oft stärker, da sie aus Heilpflanzen und Kräutern bestehen, die dem jeweiligen Menschen entsprechen und gemäß seiner Konstitution und Lebenssituation zubereitet werden, ganz im Sinne einer ganzheitlichen Salutogenese und Heilpflanzenkunde.

In der täglichen Ernährung, Gesundheits- und Schönheitspflege kannst du auf einen unermesslich großen Schatz an Kräutern, Heilpflanzen und Naturheilmitteln zurückgreifen[2]. Lerne, wie du sie zu deinem Wohle einsetzt, suche auch nach traditionellen Rezepten in deiner Wohngegend und richte dich nach dem Jahreslauf: Auf diese Weise baust du dir einen wirksamen Schutzmantel auf, unterstützt dein inneres Gleichgewicht und förderst Resilienzkräfte.

- *Wende dich an erfahrene Herboristen, Apotheker und Kräuterpädagogen, wenn du dir zum Beispiel nicht sicher bist, wie du deine Heilkräuter für den Eigenbedarf trocknen, aufbewahren oder verwenden sollst, wie du sie miteinander kombinieren kannst oder wo du Heilpflanzen in bester Qualität erhältst.*
- *Viele „grüne Helfer" wachsen wild und sind leicht zu sammeln und zu verarbeiten, wenn du sie einmal kennen und lieben gelernt hast.*
- *Wenn es um eine Erkrankung geht, suche auch einen erfahrenen Arzt auf.*

In den folgenden Pflanzenbeschreibungen werden einige bekannte Heilkräuter und -bäume aus der traditionellen europäischen Heilpflanzenkunde vorgestellt: Spitzwegerich, Hundsrose und Holunder. Am Ende des Kapitels findest du weitere abwehrstärkende Pflanzen, die dir zur Seite stehen, um deine Resilienzkräfte zu unterstützen.

Der Spitzwegerich und weitere Wegeriche

Geduldig steht er da im harten Kies am Wegesrand.
In der aussichtslosen Enge der Zäune.
Auf ausgebrannten Wiesen und Weiden.
Wacht und harrt aus, weil er warten kann und helfen will.
Hermann-Josef Weidinger

Blattrosetten säumen den Weg zum Haselnusswäldchen bei meinem morgendlichen Betrachtungsrundgang. Auf dem Rückweg schaue ich näher hin: trichterförmig angeordnete Blätter, die direkt aus dem Erdboden zu sprießen scheinen – so sieht die Grundrosette des Spitzwegerichs *(Plantago lanceolata)* aus der Familie der Wegerichgewächse *(Plantaginaceae)* aus. Ein wenig steif, wie „in Reih und Glied", kreisförmig um einen Mittelpunkt angeordnet, den man nicht gleich wahrnimmt, so erscheinen die lanzettlichen Blätter des Spitzwegerichs. Durch ihr intensives Grün, die dicken Blattnerven und die parallelen Längsstreifen lassen sie sich leicht erkennen.

Wegetritt, Rossrippe, Schlangenzunge, Lungenblatt, so wird der Spitzwegerich auch genannt. Die nordamerikanischen Ureinwohner sprachen beim Breitwegerich vom „Fußabdruck des weißen Mannes" (White man's footprint), weil der Wegerich sich überall dort aussäte, wo Einwanderer auf ihrer Reise durch den „neuen Kontinent" Halt machten.

Ich koste ein Blatt und behalte es im Mund, der Saft erinnert mich ein wenig an Blut und auch an Meersalz – der Spitzwegerich ist ungiftig und gehört zu den sichersten essbaren Wildkräutern.

Das Salzig-Erdige im Geschmack bringt mich auf ein traditionelles Kräuterrezept, ein „probates Stärkungsmittel", wie es heißt. Es wird aus Wegerichblättern (Spitz- und Breitwegerich), Honig und Wacholderfrüchten hergestellt.

Spitzwegerich *(Plantago lanceolata)* wirkt schleimlösend als Tee bei Bronchitis und Reizhusten und antibakteriell, blutreinigend und -stillend. Die Blätter zerreiben und den Brei als Wundheilung auf die Haut legen.

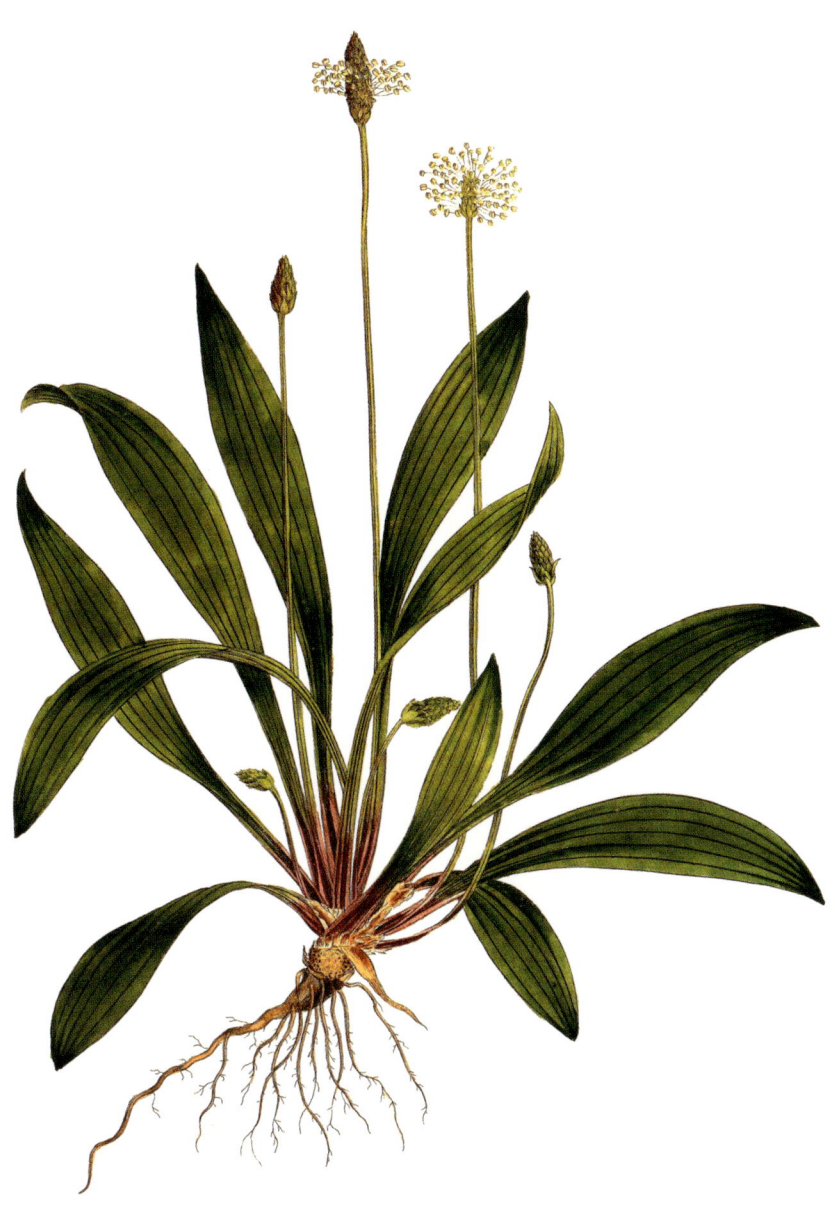

Wegerichsirup

Löffelweise eingenommen, trägt der Sirup als echtes „Tonikum" zur Kräftigung des Organismus bei. Er hilft bei Erkältung, Entzündungserscheinungen im Atmungsbereich und bei Husten (siehe unten), äußerlich bei Spinnenbissen, bei schwerheilenden Wunden, bei Zahnfleischbluten und Aphthen.

* *1 großes Marmeladenglas (mit neuem Deckel)*
* *Genügend frisch gesammelte Spitz- und Breitwegerichblätter, um den Behälter zu füllen*
* *1 Handvoll frische oder getrocknete Wacholderbeeren*
* *Honig in Bio-Qualität, er sollte eher flüssig sein*
* *Wacholderschnaps oder Gin*

Ernte im Mai bei Vollmond frische Blätter vom Spitzwegerich oder Breitwegerich, bearbeite sie in einem Porzellanmörser, bis ein wenig Saft austritt und die Blätter gut angedrückt sind. Auch die Wacholderfrüchte werden im Mörser leicht angestoßen. Schichte die Blätter in einem großen Marmeladenglas übereinander, übergieße sie immer wieder mit Honig und streue ein paar Wacholderfrüchte darüber. Zum Schluss gibst du drei Löffel Wacholderschnaps dazu. Lass den Auszug an einem warmen Ort stehen, filtriere nach vier Wochen. Bewahre den fertigen Sirup in gut verschließbaren Braunglasflaschen an einem kühlen Ort auf, brauche ihn im Herbst und Winter auf.

Der Spitzwegerich ist weltweit verbreitet, in Europa gedeiht er in allen Höhenlagen bis ins Hochgebirge, an Wegrändern, auf Weiden und Wiesen, auf Grünflächen, an Straßenrändern, verlassenen Bauflächen, sogar in Mauerritzen. Er schafft sich den richtigen Erdboden alleine, als echter Einzelgänger. Weitere Exemplare stehen nicht weit weg, aber jede Wegerichpflanze bleibt unabhängig.

Das mehrjährige Kraut hat eine ausdauernde Wurzel, aus der im Frühling die Blattrosette sprießt. Die lanzettlichen Blätter, ganzrandig oder leicht gezähnt, sind auf der Unterseite leicht behaart und tragen fünf deutlich sichtbare, parallel verlaufende Blattnerven. Die Blütenstände, sogenannte Ähren, an langen, unverzweigten Stängeln, tragen eine braune Krone und auffallend lange, weiße, herausragende Staubfäden. Die Kapselfrüchte enthalten bräunliche, leicht klebrige, eingekerbte Samen, die sich von alleine weit verstreuen oder von Vögeln und sogar Ameisen verbreitet werden.

Außer dem Spitzwegerich gibt es bekannte Arten wie den Breitwegerich, auch Großer Wegerich genannt (*Plantago major*), den Mittleren Wegerich (*Plantago media*), den Flohsamen-Wegerich (*Plantago afra*), den Sand-Wegerich (*Plantago arenaria*).

„Zeigerpflanze" auf dem Acker und im Garten

Spitz- und Breitwegerich können auf verdichteten, sauerstoffarmen Ackerböden und Wiesen gedeihen, sie zeigen an, dass diese Flächen vernachlässigt bzw. falsch bearbeitet wurden. Als sogenannte Zeigerpflanze kommt der Spitzwegerich auch auf Feldern vor, die wenig Sand und Löss, dafür umso mehr schwere, feucht bleibende Tonerde enthalten.

In einem Dauerrasen sind Wegeriche schwer auszurotten, da die ausdauernden Wurzeln immer neu austreiben, doch in einem Naturgarten ist das ein großer Vorteil: So kann man sich viele Monate lang frische Wegerichblätter holen und täglich verspeisen oder als Tee überbrühen. Im Gemüsegarten trifft man weniger häufig auf Wegeriche, da der Boden immer wieder bearbeitet wird. Allerdings schaut er gerne im Blumen- und Küchenkräutergarten vorbei – lassen wir ihn doch stehen mit seinen schönen Blättern und den edlen Blüten.

Essbares Wildkraut

Der Spitzwegerich gehört zu den essbaren Wildkräutern, man verwendet kleine Mengen frisch oder gekocht im gemischten Salat, in einer Gemüsepfanne oder als Würze für Quark, Frischkäse und Salatdressings.

Die im Sommer gesammelten, in Zitronensaft und Olivenöl marinierten Spitzwegerichblätter werden mit Kapern, etwas Chili oder Pfeffer und Salz vermischt und mit frischen Sommerblüten (zum Beispiel Gartenkresse, Borretschblüten, Ringelblumen) mit Ziegenkäse und Oliven serviert. Dabei sammeln wir *nur junge Blätter*, die möglichst im Schatten wachsen, denn die älteren sind faserig und haben einen stark „erdigen" Geschmack, der andere Aromen übertönt.

Frische, grüne *Spitzwegerichblüten* passen fein gehackt zu einer traditionellen Kräuterbutter. Beim Kochen und Zubereiten sollte man beachten, dass Wegeriche sich nicht mit Knoblauch oder Zwiebel vertragen, eher mit frischer Knoblauchrauke, Bärlauch oder Ingwerwurzel.

Spitzwegerichblüten mit Butter verrühren und als gesunden Brotaufstrich verwenden.

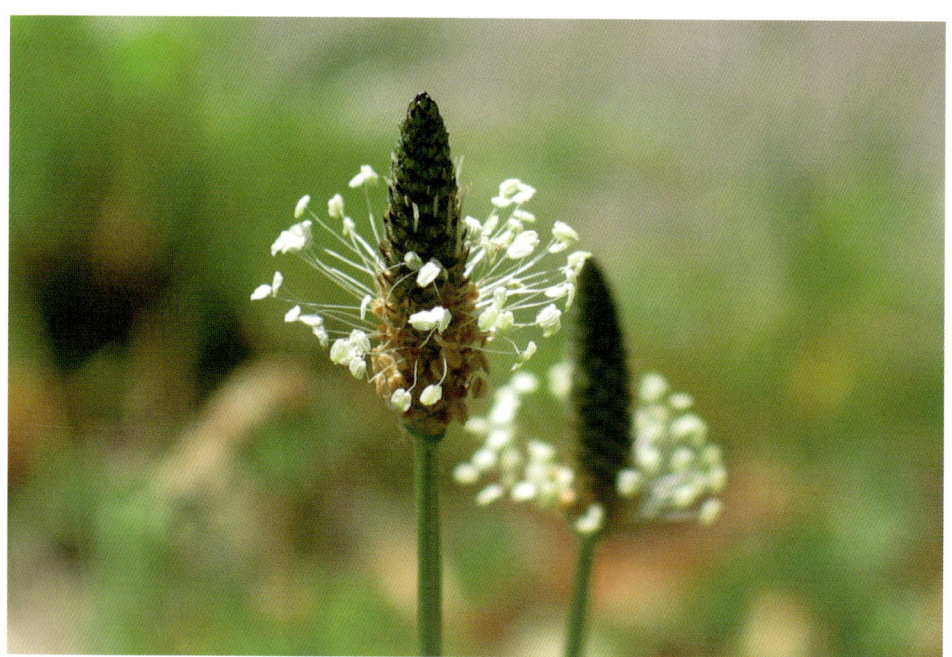

Die *Samen* schmecken roh leicht nussartig und enthalten Vitamine und wohltuende Schleimstoffe. Sie können mitgekocht werden und sind besonders gut für unseren Darm.

Wegerich als „Zauberpflanze"

Spitz- und Breitwegerich gehören zu den sogenannten „Johanniktäutern". Um die Sommersonnenwende, die fast genau mit dem Johannifest (24.6.) zusammenfällt, sollen laut Kräuterbrauchtum *Blüten und Samen* besondere Kräfte enthalten. Sie unterstützen die männliche Potenz sowie die weibliche Fruchtbarkeit und verhelfen zu einer klareren Sicht der Dinge.

Wegerichblätter wurden im alten Rom das ganze Jahr über geerntet, zum Beispiel bereitete man daraus einen Essigauszug gegen Skorpionbisse und Auflagen bei Blutungen zu.

Die *Wurzeln* wurden früher in verschiedenen Ländern Europas getrocknet und um den Hals gehängt, als Schutzamulett vor ansteckenden Krankheiten.

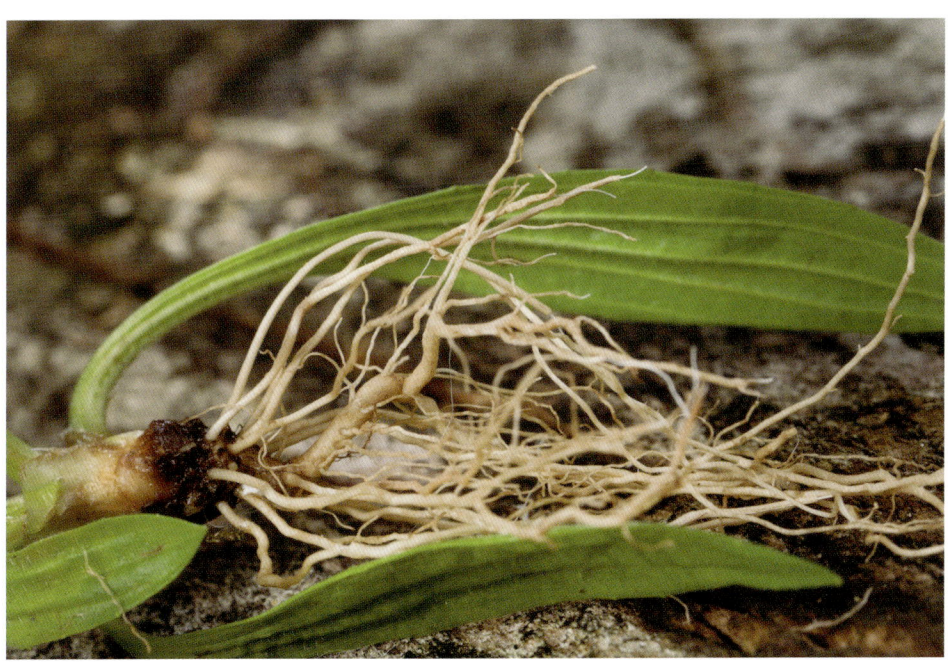

Spitzwegerichwurzeln wurden getrocknet und als Schutzamulett um den Hals gehängt.

Wegeriche in der Kunst

In der Renaissance wurden Wegericharten mit ihren einfachen Blättern und kräftigen Wurzeln gerne in Manuskripten und auf Gemälden dargestellt. Zum Zeichnen und zum Malen presste man den Saft aus und vermischte ihn mit mineralischen Oxiden und haltbareren Pflanzenpigmenten, manchmal auch mit Tierblut und Teer. So gelang es, das besondere Grün der Wegeriche „einzufangen" und wahrheitsgetreu wiederzugeben.

Heilende und pflegende Wirkungen

In der Phytotherapie werden nicht nur Wegerichblätter verwendet, sondern auch die Blüten, die Stängel und die nahrhaften Fruchtstände mit den Samen. Aucubin, Saponine, Enzyme, Mineralsalze, darunter Kieselsäure, Zink- und Kaliumsalze, Schleimstoffe, Frucht- und Oxalsäure, Salicylsäure, Flavonoide, Vitamine A, K, C: Die Blätter des Spitzwegerichs enthalten eine faszinierende Mischung aus aktiven Wirkstoffen. Es handelt sich um wertvolle Substanzen, die, jede für sich betrachtet, zur Heilwirkung des Krautes beitragen. Jedoch wirkt der Spitzwegerich vor allem heilend, weil sich in seinem Phytokomplex, also in der einzigartigen Kombination der enthaltenen Stoffe, zugleich das Wesen der Pflanze widerspiegelt, die *Wirkungsrichtung,* wie sie Prof. Jochen Bockemühl nennt[3]. Irdische Kräfte und solche, die aus dem kosmischen Umkreis stammen, tragen zur Entwicklung aller Pflanzen, so auch des Spitzwegerichs, bei und prägen sie. Die Heilpflanze Spitzwegerich tritt auf diese Weise mit uns in Resonanz und wenn wir krank werden, regt sie unsere Gesundungskräfte an.

Fragen wir uns also: In welchem Bereich der menschlichen Organisation nimmt diese alte Heilpflanze mit uns Kontakt auf, wie steht sie mit uns in Kommunikation? Die alten Griechen nannten den Wegerich wegen der besonderen Blattform „Hepta pleuros", „sieben Rippen", und das nicht nur wegen seiner Blattnerven. Sie nahmen eine Entsprechung zwischen den Blättern und dem menschlichen Thorax wahr. Aus moderner Sicht betrachtet, entspricht der Blattbereich der Pflanzen generell dem „rhythmischen System" des Menschen, wo Atmung und Blutkreislauf stattfinden. Dort wo Lunge und Bronchien liegen, wo sich unser Zwerchfell hebt und senkt und unser Herz beim Schlagen sauerstoffreiches, lebenspendendes Blut aussendet, hier „wirkt" der Spitzwegerich und leistet Hilfe.

Wegeriche sind wertvolle Heilkräuter

Die Hauptindikationen von Spitz- und Breitwegerich gelten dem Atmungsbereich, die Heilpflanzen werden bei Entzündungsprozessen in den *Atmungsorganen*, im Mund und Rachen, an den Stimmbändern und Bronchien empfohlen, unterstützend auch bei Lungenentzündung. Die Tinktur aus frischer Plantago wird tropfenweise eingenommen und mit Wasser zum Gurgeln und Spülen vermischt. Auch der Tee, als Infus zubereitet, aus frischen oder getrockneten Blättern, eignet sich bei Grippe und Husten, man trinkt davon mehrmals am Tag, mit gutem Bienenhonig gesüßt. Der altbewährte Spitzwegerichsirup hilft bei trockenem Kitzelhusten, wenn er nicht ausheilen will.

Als natürliches Antibiotikum stellt der Spitzwegerich eine **„Notfallpflanze" für äußere Anwendungen** dar. Frischauszüge wie Saft, Kompressen mit frischen zerstoßenen Blättern, Einreibungen mit verdünnter Wegerichtinktur und Umschläge mit grüner Tonerde und Wegerich helfen bei Wunden, Geschwüren und Hautleiden, auch bei Ausschlag und Allergien, die sich über die Haut äußern. Bei einem Spaziergang sind frische Wegerichblätter ein gutes Notfallmittel gegen lästige Insektenstiche: pflücken, kurz zerkauen und einspeicheln, auf die Einstichstelle legen, mit einem Taschentuch zudecken und wirken lassen.

Der Spitzwegerich **entgiftet den Körper von innen**. In der traditionellen Chinesischen Medizin gelten Wegericharten als *blutreinigend, leber- und nierenwirksam*. Spitzwegerichblätter sollten in keinem Frühjahrstee fehlen, können aber das ganze Jahr lang getrunken werden, wenn der Fettstoffwechsel zu träge ist, bei Nierengrieß, Prostataleiden und Gallenstauung.

Dass sich der Gesundheitszustand unserer inneren Organe, besonders der Leber, äußerlich in unserem Auge widerspiegelt, kann eine wichtige Information sein für Menschen, die immer wieder an Rötungen, Brennen und Jucken leiden. In diesem Buch wird die **Kräuterreinigungs-Kur** für mehr Resilienz beschrieben, sie hilft, Leber und Nieren zu entschlacken und somit auch äußeren Augenproblemen entgegenzuwirken. Mit Spitzwegerichtee kann man entzündete *Augenlider*, zum Beispiel bei Pollen- und Stauballergie, auswaschen. Er lindert hervorragend müde Augen und soll Augenringe abklingen lassen. Bei chronischen Augenleiden empfiehlt es sich immer, die Ursachen medizinisch klären zu lassen.

Ein **starkes Nervensystem** braucht einen gesunden Stoffwechsel und ein kraftvolles rhythmisches System (Atmung, Herz-Kreislauf). Das ist eine Grundregel der Naturheilkunde. Aus dieser Sicht betrachtet, lässt es sich erklären, warum gerade Spitzwegerich und Breitwegerich in der Volksheilkunde als nervenstärkend und tonisierend gelten.

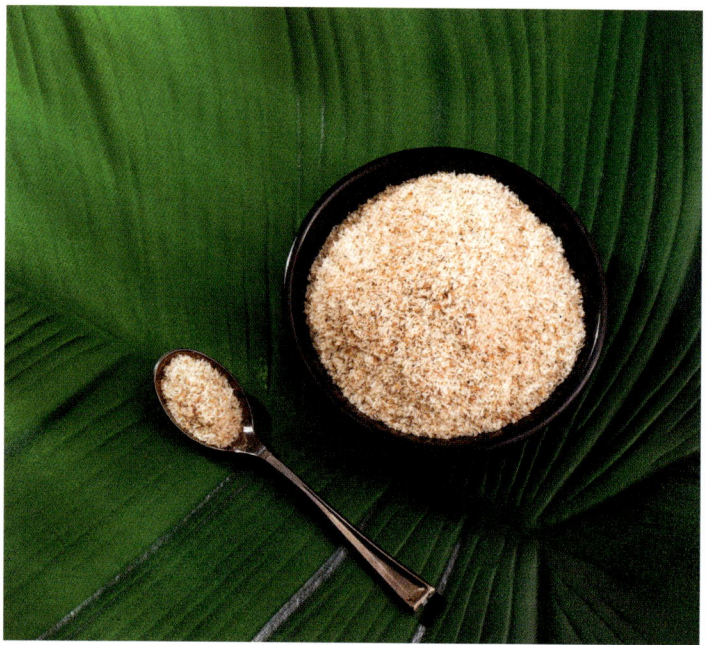

Spitzwegerichsamen werden gelegentlich auch als unterstützende Abführmittel genutzt, vor allem die sogenannten Flohsamenschalen des Wegerichs *(Plantago afra)*.

Spitzwegerichpulver (aus getrockneten Wegerichblättern und Fruchtständen, Samen) kann Menschen helfen, die unter starken Belastungen leiden. Kieselsäure und Mineralstoffe wie Eisen, Zink und Kalium ernähren das Nervensystem und unterstützen unsere Entschlusskraft und Daseinsfreude.

„Flohsamen" nennen sich die reifen Samen einer Wegerichart, *Plantago afra*, die in Ländern mit sehr heißem Klima wächst. In Europa kommt sie nur im Mittelmeergebiet vor. Flohsamen enthalten viel Schleim und quellen stark auf. Als sanftes Mittel bei Stuhlverstopfung[4] sind sie besonders für Kinder, Schwangere und ältere Menschen geeignet. Auch helfen sie bei der Regulierung erhöhter Cholesterinwerte.

Die Hundsrose
Rosa canina

Die „wildeste aller Rosenarten", die Hundsrose, auch Heiderose, Hagrose oder Heckenrose genannt, nimmt in der Landschaft eine besondere Stellung ein. Sie gedeiht in fast allen Höhenlagen, presst ihre Wurzeln fest in die Erde. Als einzelne Pflanze oder als Gruppe, die Hundsrose verschafft sich genügend Lebensraum in der Landschaft, ob im Garten, im Park oder in der freien Natur. Für ihre Vitalität ist der Wurzelstock verantwortlich, er scheint unverwüstlich zu sein. Im italienischen Apennin wird Folgendes berichtet: Im Hochsommer, wenn in den trockenen Hügeln ein Brand ausbricht, bleiben die Hundsrosenbüsche unbeschadet, sie treiben im darauffolgenden Jahr neue, gesunde Triebe aus. Deshalb zählt man die Art **Rosa canina** auch zu den Pionierpflanzen.

Von kräftigem Wuchs und großer Anpassungsfähigkeit, kann die Pflanze mehrere Meter Höhe erreichen. Die langen, biegsamen Äste öffnen sich fontänenartig und sind mit halbmondförmigen, messerscharfen Stacheln besetzt. Sobald es im Vorfrühling milder wird und die Sonne länger scheint, legen die Hundsrosen ihr neues Kleid an. Zuerst öffnen sich an den Zweig-

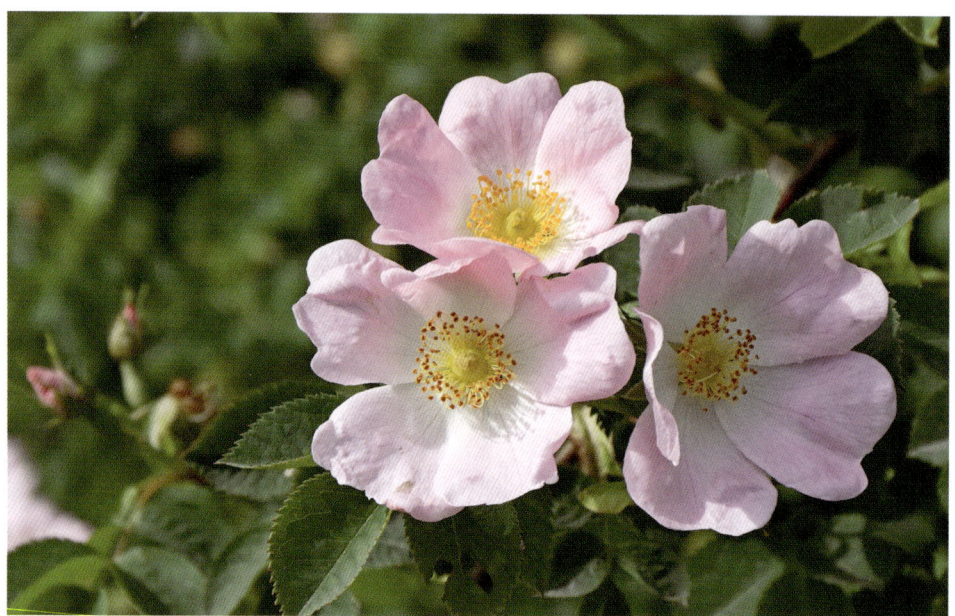

Bei der Hundsrose oder Heckenrose *(Rosa canina)* – hier die Blütenblätter – werden die Früchte, die Hagebutten, in der Volksmedizin zur Vorbeugung und Behandlung von Erkältungskrankheiten genutzt.

enden die zarten Blattknospen, die auch für naturheilkundliche Zwecke gesammelt werden. Dann bilden sich die Fiederblätter, die im Sommer dunkelgrün glänzen. Sie schmecken angenehm säuerlich und werden wegen ihres Vitamingehalts von wilden Tieren sehr geschätzt. Des Öfteren konnte ich Rehe dabei beobachten, wie sie genüsslich an Hundsrosen-Sträuchern knabberten.

Die Blüten öffnen sich im Mai, Juni, sie bilden keine Blütenkronen wie Kulturrosenarten, sind nicht gefüllt. Die fünf zartrosaroten Blütenblätter enthalten in ihrer Mitte lange, gelbe Staubgefäße. Sie sind in Büscheln angeordnet und locken Insekten an, die wiederum für die Bestäubung sorgen.

Im folgenden Rezept geht es um die Herstellung einer **selbstgemachten Wildrosenessenz**. Fein versprüht, reinigt sie innere und äußere Räume, wirkt auf Gefühle und Gedanken. Sie hilft bei Spannungskopfschmerzen, prämenstruellem Syndrom und Wechseljahrbeschwerden und Unruhe in der Schwangerschaft. Kinder lieben dieses Spray, es erleichtert ihnen rasche Ortswechsel und die Ankunft eines Geschwisterchens, zusammen mit weiteren Pflanzenauszügen und Düften.

Als Kosmetikum eignet sich die Wildrosenessenz als Gesichtstonikum, leichtes Deodorant und alkoholfreies Haarspray bei gewelltem Haar.

Wildrosenblüten-Essenz:
Seelentrösterin, zur Erfrischung von Körper und Geist

Für das Blütenkonzentrat:
* *3 Tassen frische Hundsrosenblüten*
* *1 sterilisiertes Glasgefäß mit neuem Schraubdeckel (200-300 ml)*
* *Genügend Weingeist (Trinkalkohol 95% Vol.),*
  um die Blüten gut zu bedecken

Für die fertige Wildrosenessenz:
* *Rosenhydrolat*
* *Braunglasflaschen mit Sprühaufsatz*

Sammle die Blütenblätter der Hundsrose an einem klaren, trockenen Morgen, schichte sie in ein kleines Glasgefäß, bedecke sie gut mit reinem Weingeist. Stell den Blütenauszug an einen warmen Ort und lass ihn einen Nachmittag lang von der Sonne beschienen, danach soll er kein direktes Sonnenlicht mehr bekommen. Stell das Glas auf ein Küchenregal, gut in Sicht, damit du nicht vergisst, den Behälter mehrmals täglich zu schütteln. Drei Tage lang ziehen deine Blüten im Weingeist, dann filtrierst du sie durch ein feines Sieb, eventuell noch zusätzlich durch Filterpapier aus der Apotheke. So gelingt dir die Herstellung einer stark alkoholischen Wildrosenessenz, die du verdünnen musst, um sie zu verwenden.

Nun wiegst du den Auszug ab und fügst 50% reines Rosenhydrolat hinzu. Wenn die Menge des Konzentrats zum Beispiel 200 Milliliter beträgt, gibst du 100 Milliliter Rosenhydrolat dazu. Solltest du kein Rosenhydrolat zur Verfügung haben, nimm ein anderes mildes Hydrolat, zum Beispiel aus Echtem Lavendel oder Rosengeranie.

Mische gut und deine selbsthergestellte Wildrosenessenz ist fertig, gib sie in Braunglasflaschen mit Sprühaufsatz, die du gut verschließt und an einem dunklen Ort aufbewahrst. Sie hält sich mindestens zwölf Monate lang. Verwende diese Essenz reichlich!

Äußerlich pflegen Rosenextrakte die Augenpartie: Gib 20-30 Tropfen Essenz in ein Espressotässchen mit lauwarmem Wasser, verrühre gut und tauche Biowatte-Pads ein, die du als Augenkompressen auflegen kannst. Sie helfen bei übermüdeten Augen und gereizten Lidern, zum Beispiel bei viel Arbeit am PC oder bei Heuschnupfen.

Ende September, nach dem Michaelifest (29.9.), färben die eiförmigen Früchte der Hagrose, die **Hagebutten**, die Sträucher rot. Vollkommen reif

Hagebutten der Hundsrose sind der wirksamste Teil der Pflanze, die Droge.

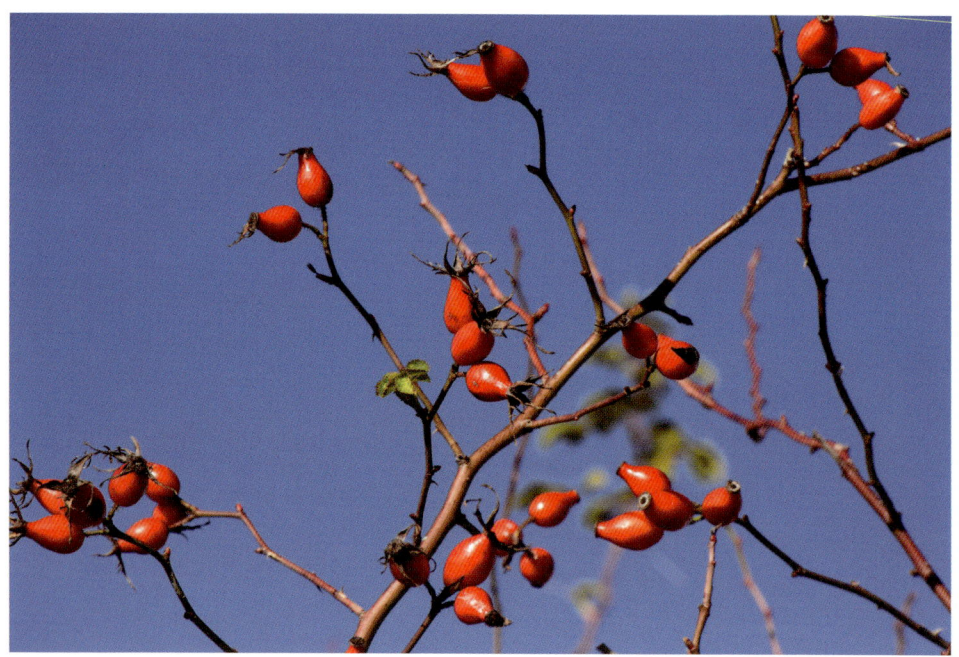

sind sie aber erst nach dem ersten Frost, Ende November oder Anfang Dezember, vorher sollte man sie nicht sammeln. Hagebutten sind echte Konzentrate an gesundheitsfördernden Substanzen und Kräften. Sie enthalten reichlich Vitamin C, Silizium, verschiedene Mineralien und Spurenelemente, Schleimstoffe, Pektin, Karotin, Flavonoide, Gerbstoffe. Man kann sie auch roh essen. Kräuterextrakte aus der Hagebutte unterstützen das Immunsystem und sind für die ganze Familie geeignet. Aus naturheilkundlicher Sicht sind die Früchte der Hundsrose der wirksamste Teil der Pflanze, die sogenannte Droge.

Getrocknete **Hagebutten** sollten deshalb in keinem Haushalt fehlen. Die Früchte gelten zwar getrocknet als weniger vitaminreich, behalten jedoch die leichte blut- und blasenreinigende Wirkung, den fruchtigen Geschmack und den Gehalt an Mineralien und Kieselsäure. Der Tee (Infus) aus Hagebutten wirkt harntreibend und blasenstärkend: Abends setzt man eine Handvoll Hundsrosenfrüchte in kaltem Wasser an, morgens erwärmt man den Auszug leicht. Hagebutten sollten nicht ausgekocht werden, damit wertvolle Inhaltsstoffe nicht verloren gehen.

Bei der Herstellung von Marmeladen, Gelees und Säften werden die **Samennüsschen**, oft „Kerne" genannt, aus den Hagebutten entfernt. Sie schmecken zart nach Vanille, und mit etwas Geduld kann man sie auswaschen und schonend trocknen. Nach der kräuterkundigen Äbtissin Hildegard von Bingen hilft ein Dekokt aus Hagenbuttenkernen bei Gallenblasenbeschwerden.

Das aus den Samen gewonnene **Wildrosenkernöl** ist reich an mehrfach ungesättigten Fettsäuren. Es nährt und pflegt die Haut besonders intensiv, in der täglichen Anwendung sind wenige Tropfen ein verlässliches, bestens verträgliches Anti-Aging-Kosmetikum. Wildrosenöl ist in Drogerien und Apotheken erhältlich, achte beim Kauf auf beste Bio-Qualität.

Holunder
(Sambucus nigra)

*"Wenn Du an einem Holunderbaum vorbeigehst,
verneige Dich und ziehe Deinen Hut."*
Volksweisheit

Der Holunder, auch Holler genannt, gehört botanisch gesehen zur Familie der Moschuskrautgewächse (*Adoxaceae*). Der uralte Brauch, den Strauch in Haus- oder Stallnähe anzupflanzen, zieht sich durch ganz Europa, von Skandinavien über die Alpen bis zum Apennin.

Betrachtung des Holunders im Jahreslauf

Im Garten halten die Holunderbüsche, Jahrzehnte alte Prachtexemplare, gerade ihre weißgelben wohlduftenden Blütenteller der Junilandschaft entgegen als „Landeplatz" für allerlei summendes, flatterndes

Der Holunderstrauch *(Sambucus nigra)* kann bis zu fünf Meter Höhe erreichen. Die weißen Blüten werden als Holundersirup oder -tee zubereitet. Der Sirup erfrischt im Sommer mit Wasser aufgegossen und einem Minzblatt.

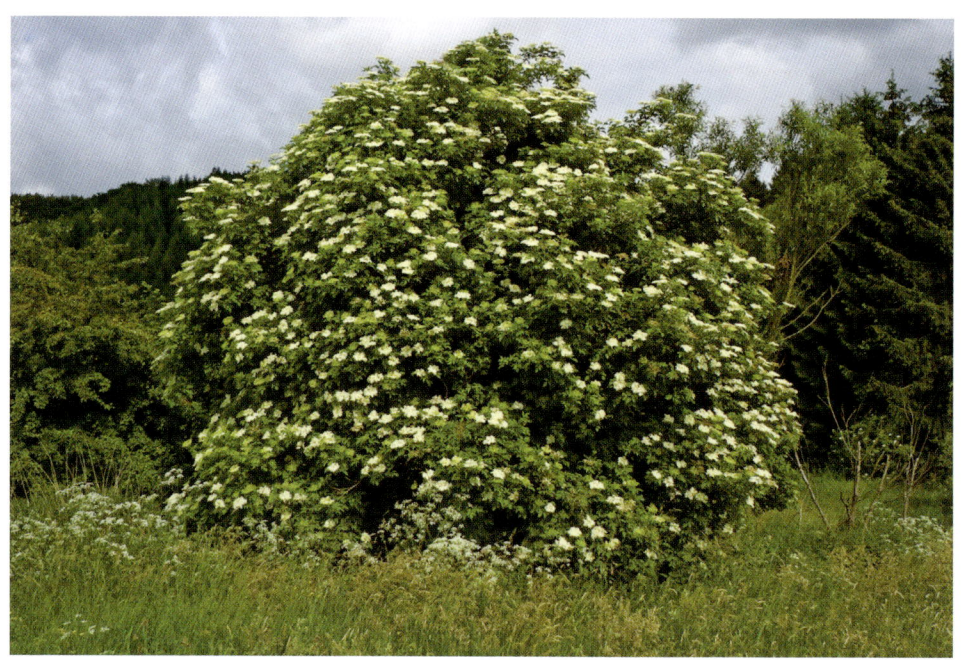

Getier. Die Pflanzenwelt steht in ihrer vollen Kraft und Wälder, Wiesen und Hecken sind mit neuem Leben erfüllt, der Holunder breitet seine silbrigen, elastischen Äste mit dem dichten, gefiederten Blattwerk aus. Als langlebiger Strauch bildet er im Sommer eine dunkelgrüne Halbkugel, ein ideales Versteck für Kleintiere und natürlich Kinder jeden Alters, die gerne unter seinen schützenden Schatten krabbeln. Sich eine Weile unter einen alten Holunderbaum zu setzen, ob jung oder alt, kann sehr erquickend sein für Körper und Seele. Es lässt sich beim Holunder gut zur Ruhe kommen, auch meditieren; Märchen oder Reime kehren aus der Kindheit zurück. Nur sollte man den Holunder, so heißt es, vor einem Gewitter meiden. Dann nämlich sendet er einen eigentümlichen, nicht unbedingt angenehmen Geruch aus, der früher als giftig galt. Die **Blätter** enthalten tatsächlich **leicht giftige Alkaloide** und sind nicht essbar, dafür sind sie, wie wir bald sehen werden, umso heilsamer.

In der heißen Frühsommersonne leuchten also die **Blütendolden** hell und klar, verstreuen ein cremeweißes bis goldgelbes Pulver, das an emsigen Sammlerhänden kleben bleibt: Blütenpollen! Als Kinder verwendeten wir es als „Zauberpulver" und zum Schminken. Von weitem sieht man schon die blühenden Sträucher, der Holunder säumt gerne Felder und Wege. Schaut man durch die Zweige und Blätter in einen Strauch hinein, dünkt sein Innerstes geheimnisvoll, kühl, auch in großer Hitze. Ein grüner Lichtraum voller Magie – so manches Naturgeistwesen soll die Pflanze umgeben. Sie wurden von den Alten noch wahrgenommen und besungen, Zwerge und Kobolde und die federleichten, fast durchsichtigen Sylphen auf den hohlen Zweigen des Holunders. Eine Zauberpflanze also, die mit Kraft, Bodenständigkeit und Fruchtbarkeit in Verbindung gebracht wird und deren wirksame Teile in vielen Rezepten von Hexensalben, Elixieren und allerlei Räucherwerk vorkommen. Holunderbüsche gehören zu unserem Kulturgut seit vielen Jahrhunderten, vielleicht sogar Jahrtausenden.

Im Hochsommer neigen sich die verblühten Dolden zur Erde, die **blauschwarz glänzenden Beeren** reifen heran. Roh sind sie ungenießbar bis leicht giftig, gekocht aber schmecken sie herrlich fruchtig, sind reich an

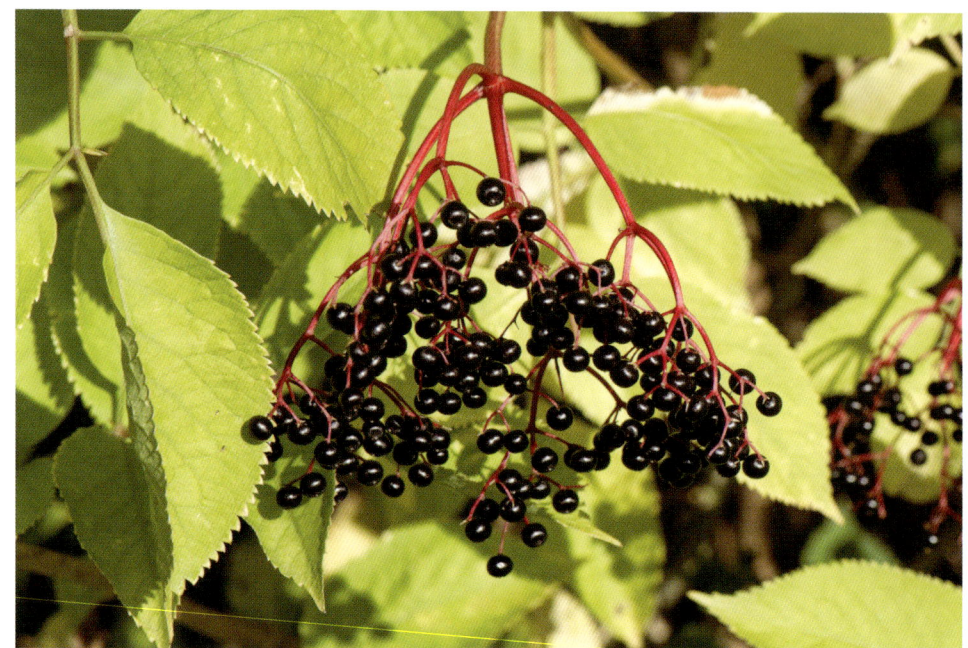

wertvollen Anthocyanen und Flavonoiden, Fruchtsäuren, Mineralstoffen und Vitaminen, darunter viel Vitamin C und Provitamin A. Die reifen, blauschwarzen Holunderbeeren werden zur Herstellung von **Sirup und Säften** verwendet[5].

Selbstgemachter Holunderbeerenauszug fehlt zum Beispiel in Amerika in keiner Hausapotheke. Die Tradition, die Beeren des amerikanischen Holunders (*Sambucus canadensis*) zu sammeln und zu verarbeiten geht auf die Einwandererzeit zurück.

Holundermarmelade schmeckt herrlich fruchtig: *Dazu reife Holunderbeeren eine Stunde köcheln lassen, passieren, Vollrohrzucker, etwas Zimt und zwei kleine gelbe Äpfel pro Kilo Holunderbeeren hinzufügen und pürieren. Heiß abfüllen und zum Beispiel auf Dinkelpfannkuchen oder Vollkornbrot, im Joghurt oder Müsli genießen.*

Roh sollen Holunderbeeren nicht verzehrt werden, sie sind giftig, aber als Saft oder Mus helfen sie bei Erkältungskrankheiten.

Der Holunder als Heilpflanze

Die Blütendolden enthalten Schleimstoffe, ätherische Öle, Flavonoide, Kaffeesäure und Salicylsäure. Sie sind schweißtreibend, harntreibend, wirken auf das **Lymphsystem** und auch auf die **Leber**, unsere „größte Drüse".

Holunderwickel

Bei Regelschmerzen kannst du einen warmen Holunderwickel auflegen, um zu entkrampfen und zu beruhigen. Dazu stellst du einen starken Holundertee (Infus) her und lässt ihn auf Körpertemperatur abkühlen. Dann lässt du ein Baumwolltüchlein damit vollsaugen, indem du es mehrmals eintauchst und wieder auswringst. Leg den Wickel fern von den Hauptmahlzeiten auf den Bauch auf, leg dich oder setz dich gemütlich hin, decke ihn mit einer dicken Schicht Wolle und einer lauwarmen Wärmflasche zu. Die Einwirkzeit beträgt 15-30 Minuten. Du kannst den Wickel auch mehrmals am Tag wiederholen, er ist auch für Kinder geeignet, bei Bauchschmerzen und Darmgrippe.

Die Blütendolden werden im Frühling vormittags geerntet und luftgetrocknet. Der grüne Teil der Dolde ist besonders reich an Pflanzensäften, er braucht viel länger zum Trocknen als die winzigen Blüten. Deshalb schneidet man den mittleren Teil, den Stängel, ab und gibt die Blüten am besten in einen elektrischen Kräutertrockner. Maschinelles Trocknen hat den Vorteil, dass wasserreiche Kräuter besser trocknen, auch behalten die Blüten ihre Farbe und den Duft länger. Ein kleines Trockengerät ist nicht teuer und verbraucht nicht viel Energie.

Der handgesammelte **Holundertee** schmeckt mit oder ohne Bienenhonig vorzüglich, auch kalt mit einem Spritzer frischen Zitronensaft.

Teekur mit Holunderblüten
Erste-Hilfe-Mittel bei beginnender Erkältung und Grippe

Du merkst es bereits seit ein paar Stunden, ein starker Schnupfen ist im Anmarsch mit Gliederschmerzen, Kopfweh, Müdigkeit und Zerschlagenheitsgefühl. Die Körpertemperatur kann leicht erhöht sein, denn der

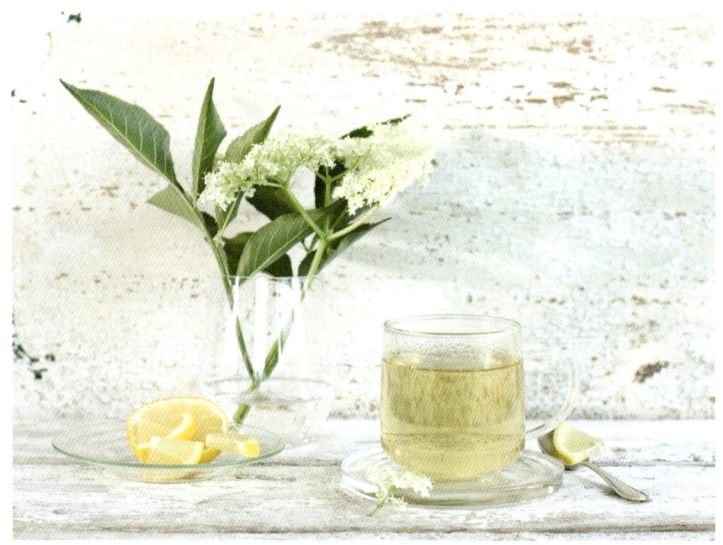

Holundertee aus getrockneten Holunderblüten stärkt die Abwehrkräfte.

Organismus mobilisiert all seine Abwehrkräfte und signalisiert dir: „Stopp, mache halt, Kräftesammeln ist angesagt". Am besten hörst auf dein Körpergefühl, trittst etwas kürzer und ruhst dich aus, bevor du richtig krank wirst. Die folgende Teekur enthält eine der besten Erste-Hilfe-Heilpflanzen, den Schwarzen Holunder.

Vier Esslöffel getrocknete Holunderblüten mit einem Liter kochenden Wasser übergießen. Nach 15 Minuten filtrieren, leicht abkühlen lassen, ein bis zwei Esslöffel Lindenblütenhonig dazugeben, gut umrühren, den Tee innerhalb von wenigen Stunden trinken. Es ist wichtig, dass du die ganze Menge innerhalb dieser kurzen Zeitspanne trinkst, damit die lymphanregende Wirkung voll zum Tragen kommt. Starker Hollertee wirkt schweißtreibend, beruhigend, schleimlösend und keimwidrig. Als natürliches Erste-Hilfe-Mittel wirkt die Holunderteekur am besten in Kombination mit der stündlichen Einnahme von zehn Tropfen Bienenpropolis oder auch Pappeltinktur, die ebenfalls viel Harz und Flavonoide enthält (beide Extrakte kannst du in der Apotheke kaufen).

Du kannst frisch aufgebrühten Hollertee auch im weiteren Verlauf der Erkältung genießen, am besten im Wechsel mit einer Mischung aus Lindenblüten, Salbei und Thymian, Immortelle, Zitronenmelisse und Schafgarbe.

Nicht nur die traditionelle Kräuterheilkunde, sondern auch moderne Studien aus der Phytotherapie-Forschung beweisen, dass die dunkelblauen Früchte immunstärkende und keimwidrige Substanzen enthalten, die ihre Wirkung auch bei Erwärmung (bis zu 50 Grad circa) nicht verlieren.

In der Heilpflanzenkunde sind auch **Extrakte aus den jungen Blättern für äußerliche Anwendungen** bei rheumatischen Schmerzen bekannt (Holunderblättersalbe). Die Abkochung der jungen **Holunderrinde** soll die Magensäuresekretion fördern und hilft, überflüssige Harnsäure auszuscheiden. Blätter und Rinde des Holunders sind leicht giftig, daher bitte keine Selbstversuche!

Holunderrinde nur anwenden, wenn sie aus der Apotheke kommt mit genauen Angaben.

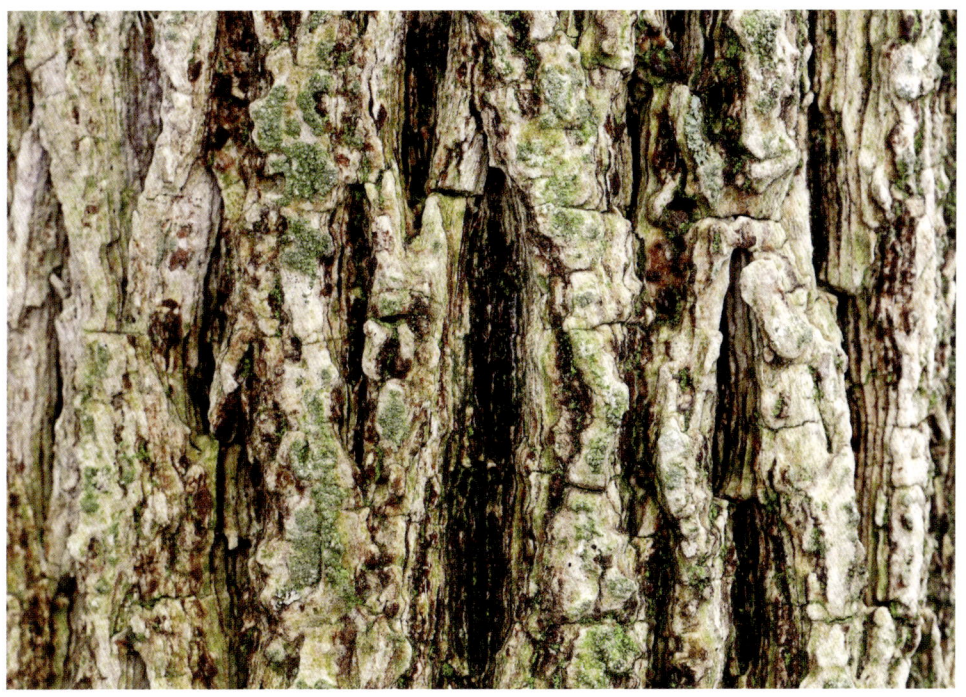

Weitere Heilpflanzen zur Stärkung und Unterstützung der grünen Resilienz

Die nachfolgenden Heilpflanzen und Kräuter stärken deine Resilienz und sind für Teemischungen und äußere Anwendungen geeignet, die du selbst zubereiten kannst. Wähle Pflanzen, die deinen Lebensgewohnheiten und deinem Geschmacksempfinden entsprechen und verwandle sie je nach Jahreszeit in aromatische Tees, duftende Wickel, Bäder usw.

Dieselben Pflanzen werden auch als fertige Extrakte für therapeutische Zwecke angeboten, zum Beispiel als flüssige Tinkturen, Mazerate, Tabletten oder Ölauszüge. Um die Eigenschaften und Besonderheiten dieser Heilmittel kennenzulernen, wende dich am besten an Herboristen, Apotheker und Phytomediziner.

Einige dieser Kräuter und Heilpflanzen gedeihen auch in deiner Landschaft. Lerne sie in der freien Natur im Rhythmus der Jahreszeiten kennen. Erkundige dich bei erfahrenen Kräuterpädagogen, ob in deiner Gegend Kräuterwanderungen angeboten werden, um die verschiedenen Arten zu bestimmen. Lerne, die gebräuchlichsten Kräuter wie Melisse, Kamille oder Brennnessel in deinem Garten zu ziehen und frisch zu ernten.

Für innere Ruhe und Ausgeglichenheit

Baldrian, Bitterorange, Hafer, Himbeere, Hopfen, Johanniskraut, Kamille, Echter Lavendel, Linde, Melisse, Passionsblume, Steinklee, Weißdorn, Zitronenverbene

Zur Unterstützung des Immunsystems

Buche, Eiche, Gelber Enzian, Hundsrose, Immortelle, Schwarze Johannisbeere, Pappel, Sanddorn, Schlehe, Sonnenhut, Süßholz, Wegerich

Zur Kräftigung bei Schwäche und Müdigkeit sowie in der Rekonvaleszenz

Bergamotte, Bitterorange, Brennnessel, Brombeere, Eiche, Feige, Hagebutte, Hafer, Heidelbeere, Minze, Rosmarin, Sanddorn, Thymian, Wegerich, Weißdorn, Zimt, Zitrone

Bittere Drogen wie Enzian, Löwenzahn, Mariendistel, Tausendgüldenkraut, Wegwarte

Zur Stärkung der Atmungsorgane

Zur inneren Anwendung:
* Eibisch, Eukalyptus, Fenchel, Fichte, Gundermann, Immortelle, Isländisch Moos, Kiefer, Königskerze, Lorbeer, Myrte, Pappel, Salbei, Schlüsselblume, Tanne, Thymian, Wegerich, Wacholder, Ysop

Für äußerliche Anwendungen:
* *Ätherische Öle* von Basilikum, Engelwurz, Geranie, Ingwer, Lorbeer, Majoran, Karotte, Lavendel, Orange, Rose, Rosmarin, Schachtelhalm, Wacholder, Zeder, Zimt, Zitronenmelisse
* *Fette Öle* aus Haselnuss, Nachtkerze, Olive, Sanddorn, Sesam, Sonnenblumenkernen, Süßmandeln
* *Kräuter für Bäder und Einreibungen:* Arnika, Eiche, Gänseblümchen, Goldrute, Immortelle, Majoran, Minze, Myrte, Rose, Rosmarin, Salbei, Schafgarbe, Silberweide, Steinklee, Zitrone

II
Neuen Raum für Wesentliches schaffen
Kräuterreinigungs-Kur

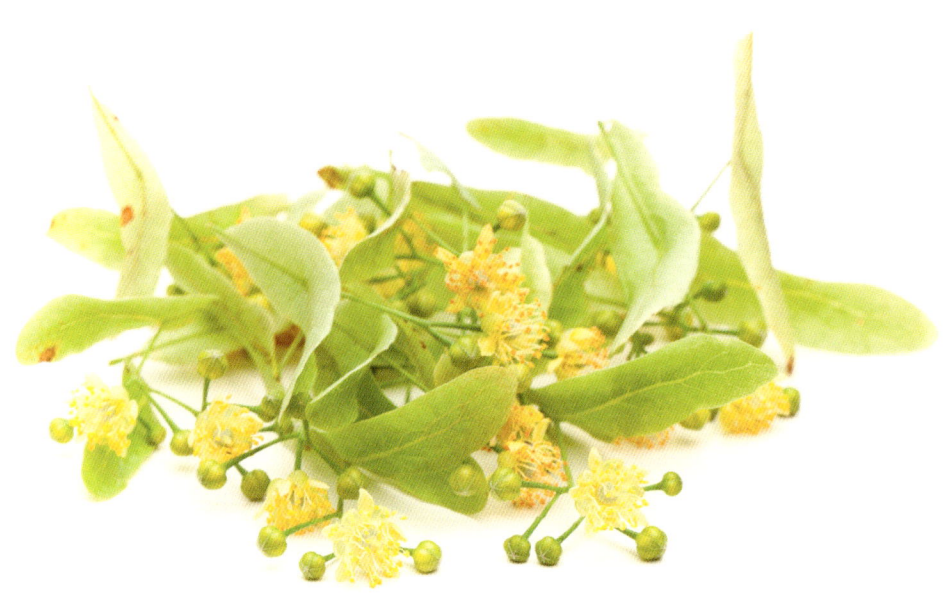

In Zeiten des Übergangs, zum Beispiel bei körperlichen und seelischen Krisen, kann in uns das natürliche Bedürfnis wachwerden, innerlich haltzumachen, damit wir unseren Körper, unsere Seelenkräfte besser wahrnehmen und Resilienzkräfte aufbauen können. Dies geschieht am besten, wenn wir zur Ruhe kommen, uns leeren und auf Überflüssiges verzichten. Als Bild können wir die Stille des Herbstes und des Winters nehmen, wenn wir uns in unserem Gemüt eher nach innen als nach außen wenden.

Kehren wir noch einmal zum Wachstumsprozess der Knospe zurück. Nachdem die zarten Pflanzenknospen im Sommer durch Licht- und Wärmekräfte eine Schutzhülle aufgebaut haben, gelangen sie gestärkt in den Herbst. Die Tage werden kürzer, die Temperaturen sinken, laubabwerfende, aber auch immergrüne Pflanzen drosseln ihre Stoffwechseltätigkeiten und reduzieren sie auf ein Mindestmaß. Unter der Erde, im Wurzelbereich, werden die Pflanzen jetzt aktiv, und die feinen Wurzelhärchen wachsen und tasten sich in der Dunkelheit weiter durch den Boden.

Im Winter vollzieht sich in der Knospe ein geheimnisvoll anmutender Prozess: Sie stellt ihre äußeren Aktivitäten ein, indem sie sich innerlich „leert". Während es draußen immer mehr winterlich wird und die Fotosynthese der Pflanzen nachlässt, erhalten die Knospen immer weniger Nahrung und Wasser, denn die Mutterpflanze stellt die Zufuhr eine Zeitlang ganz ein. Durch diese Pause können zum Beispiel Baumknospen überleben, ohne Schaden an extremen Temperaturen, Schnee oder Eis zu nehmen, und sich auf den kommenden Frühling vorbereiten.

Die Blüten verschiedener Lindenarten (Tilia spp.) werden als Tee gegen Erkältungskrankheiten und Hustenreiz eingesetzt.

Ähnlich kann es uns auch ergehen: Bei intensiven Herausforderungen und Veränderungen verspüren wir den Wunsch, uns auf unser Innerstes zu berufen, dort wo Kräfte der Resilienz und Selbstheilung wohnen. Auch kann sich im Körper und in der Seele etwas vollziehen, das fürs Erste ziemlich passiv scheint: Wir brauchen mehr Schlaf, suchen nach Rückzugsmöglichkeiten, um nachzudenken oder... auch einmal nichts zu tun. Auch wenn Ruhepausen dieser Art so gar nicht ins Konzept unserer modernen Leistungsgesellschaft passen, sollten wir ihnen nachgeben, auf uns hören und einen Schritt zurücktreten. Was wir jetzt brauchen, ist Ein-

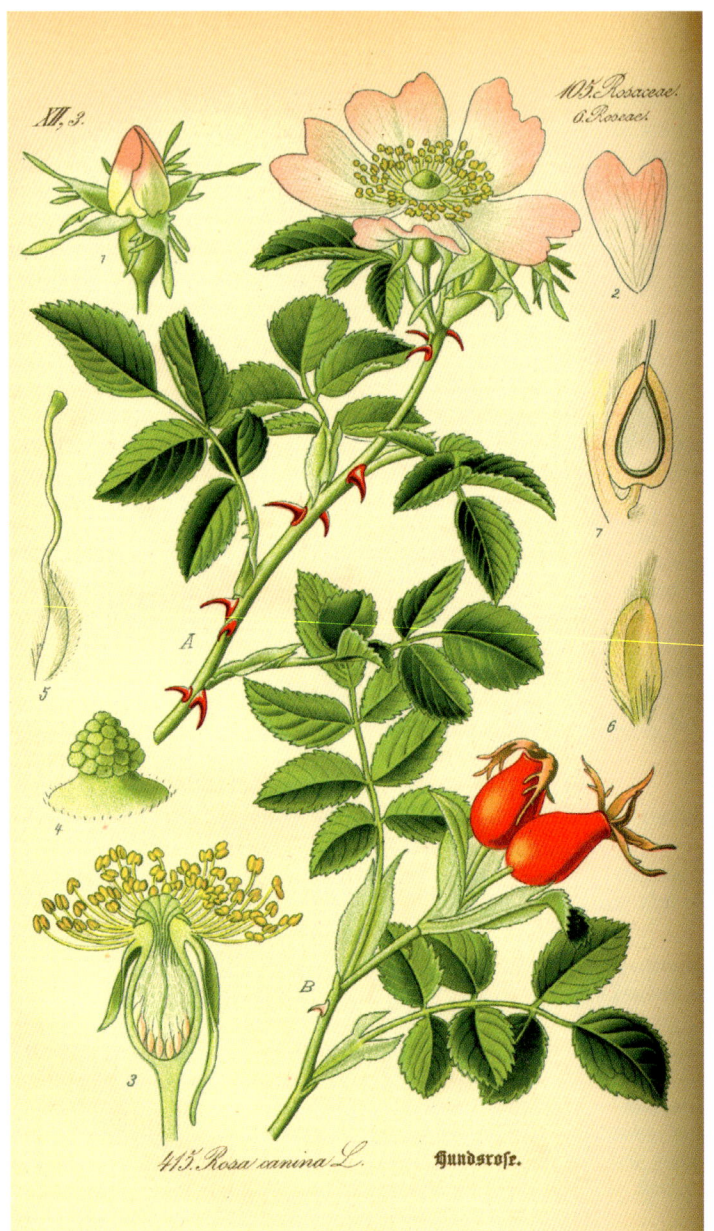

Hundsrose *(Rosa canina)* in einer Abbildung mit ihren Blüten und Hagebutten, die den Ablauf der Vegetationsphase aufs Beste zeigt

Hundsrosen-Hagebutten im Winterkleid: Nach dem ersten Frost sind die Früchte erntereif.

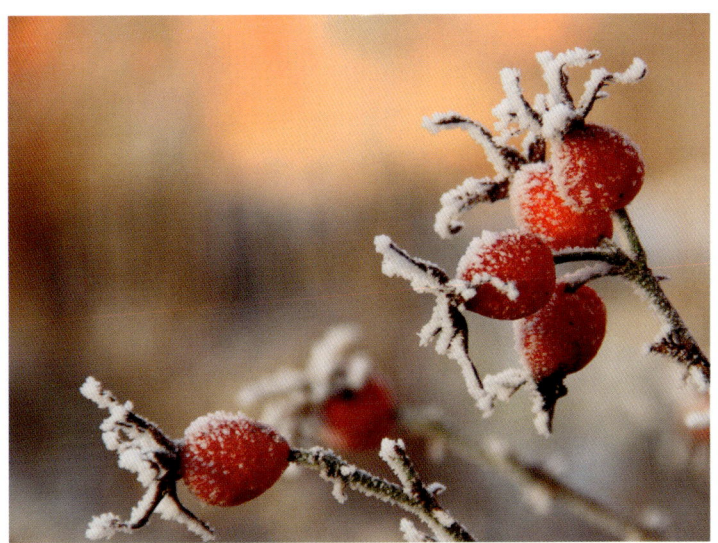

fachheit, Leichtigkeit und Ruhe, sowohl körperlich als auch emotional. Auf keinen Fall sollten wir uns „zuschütten" mit erzwungener Aktivität und innerem Lösungszwang. Es gilt, diesen oft **unbewussten Ruf nach Konzentration und Ruhe nicht zu versäumen**, sondern ihm zu folgen.

Gestärkt vom Schild der Schutzhülle trittst du in eine Phase der scheinbaren Beschränkung und der Leerung ein, darauf vertrauend, dass sie zu einem Übergang gehört, wie dies im äußeren Jahreslauf im Winter geschieht. Denn die Zeit der Konzentration und Einkehr wird bei zunehmendem Licht abgelöst werden von der erneuten Zuwendung nach außen, von körperlicher Lust und Kraft und Eroberungsgeist.

Wie der Jahreslauf für die Pflanze, so der Lebenslauf für den Menschen: Rhythmische Prozesse regeln das Mysterium des Werdens. Wenn wir uns die Muße nehmen, biologische Abläufe zu betrachten, in Ruhe und ohne Vorbehalte, nehmen wir ganz klar wahr: Pflanze, Tier und Mensch folgen dem universellen Gesetz der Konzentration und Expansion. Wärmekräfte und Substanzen durch die Sonne bilden, innehalten und Ruhepausen einlegen, den richtigen Zeitpunkt zum Öffnen und Neuorientieren erleben: So entsteht das Leben in der Natur und im Menschen.

Die Kräuterreinigungs-Kur:
Entschlacken, Ausleiten, Klären

Eine traditionelle Methode der Naturheilkunde ist die **Reinigungskur mit Heilkräutern, Pflanzenextrakten und Anwendungen aus der Natur**. Sie dient dazu, uns mit der Quelle unserer Gesundungskräfte zu verbinden. Durch sanfte Methoden und Heilmittel tragen wir dazu bei, den Körper zu entlasten und zu entsäuern, freie Radikale zu bekämpfen und schließlich unsere Gesundheit zu unterstützen, also auch uns selbst zu *heilen* im Sinne der Ganzwerdung. Auch emotional legt sich eine Zeit der Reinigung wie Balsam auf unsere Seele.

Stichwort „Kräuterreinigungs-Kur"

Eine „**Kräuterreinigungs-Kur**" umfasst *spezifische Heilmittel, hygienische Kräuterpraktiken und eine sorgfältige Ernährungsweise*. Sie bezieht Körper, Seele und Geist mit ein, Kräuter und Präparate werden individuell empfohlen je nach Konstitution, Alter und Bedürfnissen der Person.

* Eine **Kräuterreinigungs-Kur** ist eine natürliche Geste, denn Entschlacken bedeutet, den Körper dabei zu unterstützen, sich von überflüssigen Stoffen zu befreien. Organe wie Leber, Nieren, Darm, Blase, auch das Lymphsystem werden angeregt. Es kommt Bewegung in den Organismus, Fluss und Ausscheidung, dadurch werden neue Kräfte frei. Diese betreffen auch die Gefühlswelt und den Geist: Leichtigkeit und Klarheit sind die Folge, innen und außen.
* Ziel ist es, durch die *Anregung von Stoffwechselprozessen* das Wohlbefinden zu steigern bzw. wiederzugewinnen. Zusätzliche Kilos können abgenommen werden.
* Sie wird zur *Unterstützung nach oder während einer medikamentösen Behandlung* empfohlen, zum Beispiel nach einer Chemotherapie (in Absprache mit dem Arzt) oder einer längeren Kur mit Antibiotika.

* Man wiederholt eine Reinigungskur mit Heilkräutern am besten *im Rhythmus der Jahreszeiten,* im Frühling und/oder im Herbst. Wenig ist mehr: Auch ein einzelner Tag in der Woche in einem gewissen Zeitraum ist besser, als sich mit einer Radikalkur unter Druck zu setzen. Nicht gefragt bei einer grünen Reinigungskur sind Perfektionismus und der Hang zur Übertreibung!
* Die Zeit der Reinigung kann auch zu einem *persönlichen Übergangsritual* werden, zum Beispiel in einer Orientierungs- oder Forschungsphase, in einer Krise oder um sich selbst bewusst Gutes zu tun.
* Der oft gelesene Begriff „Detox" ist irreführend: Die Ausscheidung von Toxinen, also Giften, ist nicht gleichzusetzen mit einer Entschlackungs- und Reinigungskur aus der traditionellen Heilkräuterkunde.

Wann ist eine Kräuterreinigungs-Kur angesagt?

Unser Organismus teilt uns immer mit, wenn er überlastet ist. Alarmglocken wie Müdigkeit, verlangsamte Verdauung, Verstopfung, Kopfschmerzen, Gliederschmerzen, Schlafstörungen, permanente schlechte Laune zeigen an, dass wir aus dem Gleichgewicht sind: Wir sollten darauf hören! Bereits in der traditionellen Volksmedizin wurde die sogenannte „Blutreinigungskur" durchgeführt, vor allem im Frühling und im Herbst. Manche Rezepte und Praktiken gehören auch heute zum Allgemeingut der modernen Naturheilkunde. Eine Entlastung des Organismus im Sinne der hier beschriebenen **Kräuterreinigungs-Kur** enthält also althergebrachte *und* moderne phytotherapeutische Methoden.

Bei einer Reinigungskur mit Heilpflanzen und Kräuterextrakten empfehle ich folgende Grundregel: Kuren und Rezepte nie einfach aus dem Internet übernehmen oder sich auf das „Hörensagen" verlassen. Eine ausgewogene Kräuterreinigung sollte von einer naturheilkundlich ausgebildeten Fachkraft *individuell* zusammengestellt werden. Außerdem empfiehlt es sich, während der Entschlackung auf den eigenen Organismus zu hören und hochwertige Lebensmittel, Heilpflanzen, Heilmittel, ätherische Öle und Extrakte zu wählen.

Folgende Symptome weisen darauf hin, dass eine Kräuterreinigung hilfreich sein kann:
- Müdigkeit, Konzentrationsschwäche und Unausgeglichenheit
- Lustlosigkeit, Reizbarkeit, Nervosität
- fahle Gesichtshaut, müde Augen, Augenringe, brennende Augen
- sehr trockene oder sehr fettige Haut
- frühe und akzentuierte Falten
- übermäßiger Haarausfall
- Cellulite
- Muskelkater bei geringer Anstrengung
- übelriechender Schweiß, Klümpchen in der Menstruation, Pilzinfektionen
- saurer Urin (pH-Wert an mehreren Vormittagen messen)
- Hautausschläge, Furunkel, Ekzeme
- plötzliche allergische Reaktionen auf Nahrungsmittel, Staub oder Pollen

Die Praxis der Kräuterreinigungs-Kur trägt immer zur Verbesserung der Situation bei, ersetzt aber keine Therapie im Fall einer Krankheit. Wenn die aufgeführten Symptome mit anhaltenden Schmerzen und Funktionsstörungen verbunden sind, sollte man den Arzt aufsuchen und sich beraten lassen.

Wann und wie lange sollte man eine Kräuterreinigung durchführen?

* Insbesondere im Frühjahr und Herbst (Anfang März und Anfang September)
* In jedem Alter zwischen 16 und 106…
* In einer seelisch anspruchsvollen Zeit, um die eigene Mitte zu finden
* Vor einer Konstitutionskur mit Homöopathie
* In den Wechseljahren, wenn Frau das Bedürfnis verspürt, dem Körper bei der Umstellung zu helfen
* Nach einer längeren Therapie mit synthetischen Medikamenten, in Absprache mit dem Arzt
* Nach dem 65. Lebensjahr, um fit zu bleiben und sich leicht zu fühlen
* Bei kosmetischen Problemen (Haut, Cellulite)

Wichtig: Beginne eine Kräuterreinigungs-Kur nie bei akuten Erkrankungen

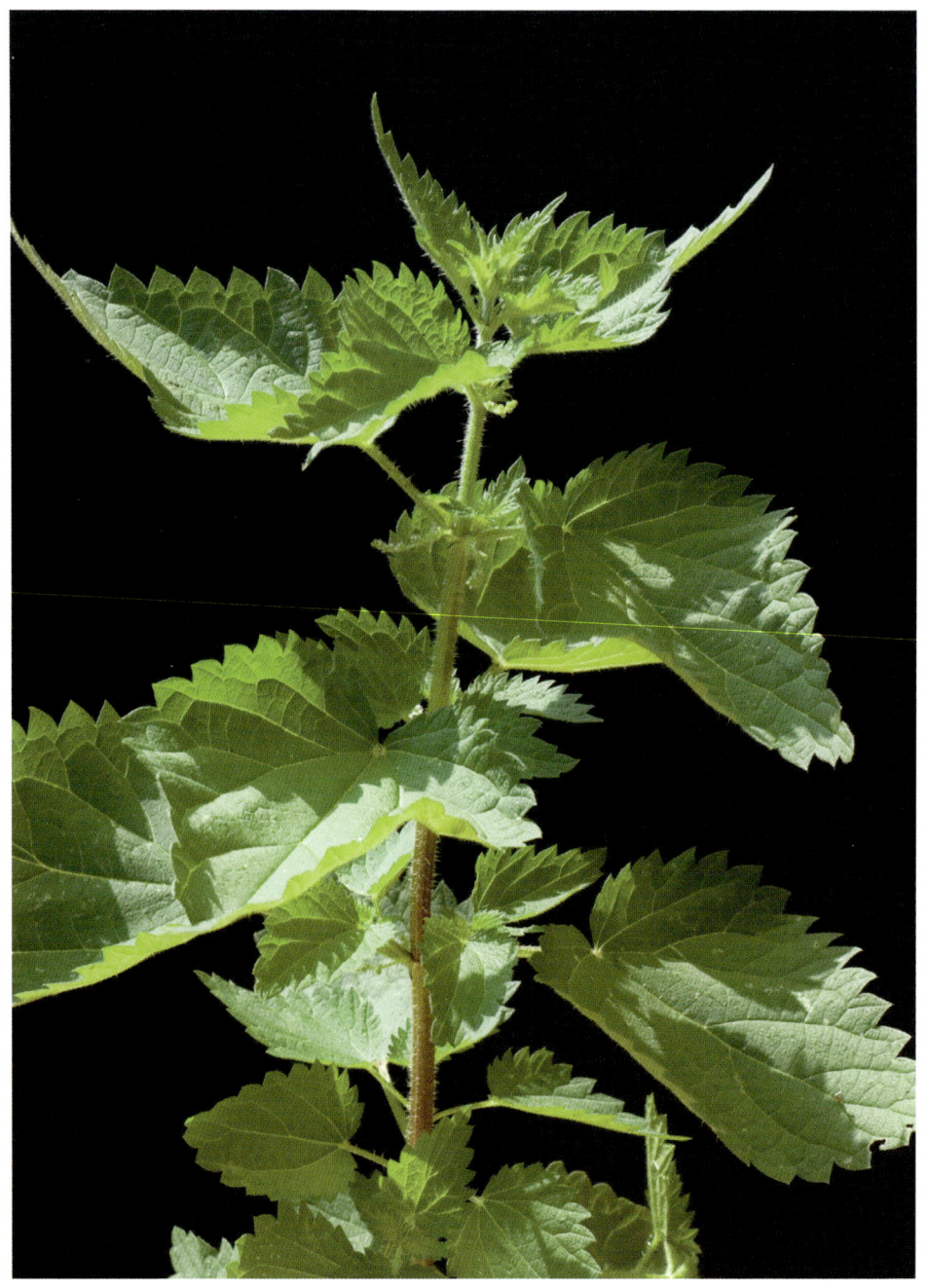

Die Kräuterreinigungs-Kur
in 8 Schritten

1.
Teekuren mit Kräutern für mehr Resilienz

Die Brennnessel (*Urtica dioica*) ist in der Volksmedizin ein beliebtes Kraut für Tees, die die Blase und Nieren anregen. Im Frühjahr werden die frisch ausgetriebenen Blätter für Salate und Suppen genutzt, die dem Körper erste gesunde Vitamine und Mineralsalze zuführen.

Während der Kräuterreinigungs-Kur sollte man viel trinken, so viel ist bekannt. Reines Wasser, Zitronensaft und frisch gepresste Obstsäfte und auch eine leichte Gemüsebrühe regulieren den Flüssigkeitshaushalt, enthalten wertvolle Vitalstoffe und unterstützen die Ausleitung.

Der Grundstein einer jeden Kräuterreinigung ist jedoch eine **Teekur mit Heilpflanzen und Kräutern**.

Kräutertees zur Ausleitung im Rhythmus der Jahreszeiten

Trink drei Wochen lang drei große Tassen entschlackenden Kräutertee, eine tägliche Menge von 750-1000 Millilitern ist ausreichend. Die Teekräuter sollten von bester Qualität sein, möglichst aus biologisch oder biologisch-dynamischem Anbau. Sie werden in dunklen Glasbehältern aufbewahrt, um sie vor Licht und Feuchtigkeit zu schützen und sollten

Die Kamille (*Matricaria recutita*) findet äußerlich und innerlich als entzündungshemmendes und krampflösendes Heilkraut Verwendung.

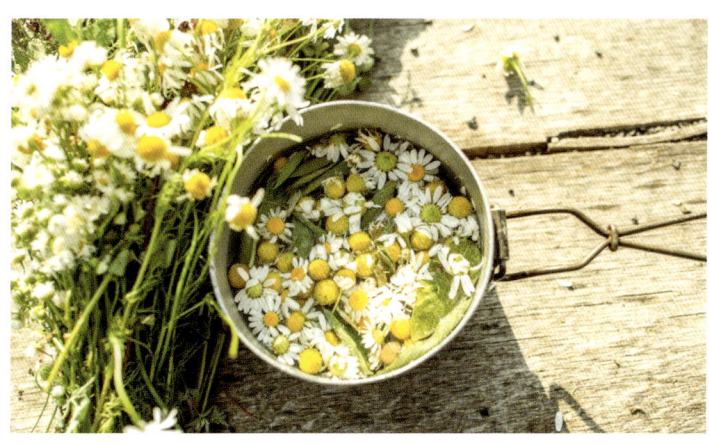

innerhalb von spätestens zwei Jahren aufgebraucht werden (ein Jahr ist besser!).

Je nach Jahreszeit kannst du auch frische Teekräuter verwenden, da sie angenehm schmecken und reich an Vitaminen, Chlorophyll und Schleimstoffen sind. Vom Wirkstoffgehalt her sind sie jedoch weniger konzentriert.

Wenn nicht anders angegeben, beziehen sich die Mengenangaben auf getrocknete Teedrogen.

Beispiele von Kräuterteemischungen mit ausleitender Wirkung

Vorab: Um Wechselwirkungen bei Nierenerkrankungen, Gallensteinen während der Einnahme von blutgerinnungshemmenden oder blutdrucksenkenden Medikamenten zu vermeiden, führt man Kräuterteekuren nur in Absprache mit dem Arzt durch.

Frühling: Löwenzahn (Wurzel, Blätter und Blüten), Brennnessel (Blätter, junge Stängel), Zitronenmelisse (Blätter), Rosmarin (Blätter)

Einen Esslöffel Löwenzahnwurzel in 750 Milliliter Wasser fünf Minuten lang köcheln lassen, abschalten und je eine Prise[6] Brennnessel, Zitronenmelisse, Rosmarin hinzufügen. Nach zehn Minuten abseihen. Den Kräutertee in einer Thermoskanne aufbewahren und vor 17 Uhr fertig trinken.

Sommer: Ringelblume (Blütenköpfe), Labkraut (blühende Spitzen), Immortelle (blühende Spitzen), Malve (Blätter und Blüten), Brennnessel (Blätter und Samen)

Eine Prise zerriebene Malvenblätter in 750 Milliliter kaltem Wasser einweichen, zum Kochen bringen, den Herd ausschalten, je eine Prise Ringelblume, Labkraut, Immortelle, Brennnesselblätter und -blüten/-samen hinzufügen. Nach 15 Minuten abseihen.

Herbst: Goldrute (Blüten), Bohnenkraut (blühende Triebe), Brennnessel (Wurzeln, Samen), Klette (Wurzeln), Wegwarte (Wurzel)

Je einen Teelöffel der Wurzeldrogen mörsern und über Nacht in 750 Milliliter kaltem Wasser einweichen, am Morgen fünf Minuten lang köcheln lassen, vom Herd nehmen und je eine Prise Goldrute, Bohnenkraut, Brennnesselsamen hinzufügen. Nach zehn Minuten abseihen.

Winter: Süßholz (Wurzel), Mariendistel (Samen), Engelwurz (Wurzel), Schafgarbe (Blüten), Fenchel (Samen)

Einen Esslöffel Mariendistelsamen in einem Mörser zerstoßen, zehn Minuten lang in 500 Milliliter Wasser kochen, einen halben Teelöffel Süßholz und einen halben Teelöffel Engelwurz hinzufügen, weitere fünf Minuten köcheln lassen. Abschalten und eine Prise Schafgarbe und Fenchelsamen hinzufügen. Dieser Kräutertee ist sehr konzentriert, daher fällt die empfohlene Menge etwas geringer aus.

Was ist ein Kräutertee?
Einführung in die Kunst der Teezubereitung

Reines Wasser versorgt jede Zelle unseres Körpers mit Leben. In einem Tee verbinden sich die Heilkräfte des Wassers mit den Heilpflanzen und Kräutern, um unseren Organismus zu beleben und zu stärken.

Uns nach einem langen Arbeitstag mit einer dampfenden Tasse Kräutertee gemütlich hinsetzen zu können und am warmen Getränk zu nippen, bis die Aromen unseren Körper und Geist beleben und wärmen, das ist Genuss pur! Verschiedene Tees begleiten uns ein Leben lang, andere dienen speziellen Heilzwecken. Viele Teekräuter und entsprechende Mischungen werden heute von der Naturheilkunde wiederentdeckt. Duftender Schwarztee, herber Grüntee, „exotischere" Teesorten wie Rooibos und Lapacho – heute trinkt man wieder gerne eine Tasse Tee zum Genießen, Entschlacken, zum inneren Aufwärmen und Entspannen. Auch **Kräutertees** erleben seit einigen Jahren wieder einen deutlichen Aufschwung. Kamille, Fenchel, Pfefferminze und Hagebutte sowie beliebte Früchtetee-Mischungen fehlen in fast keinem Haushalt.

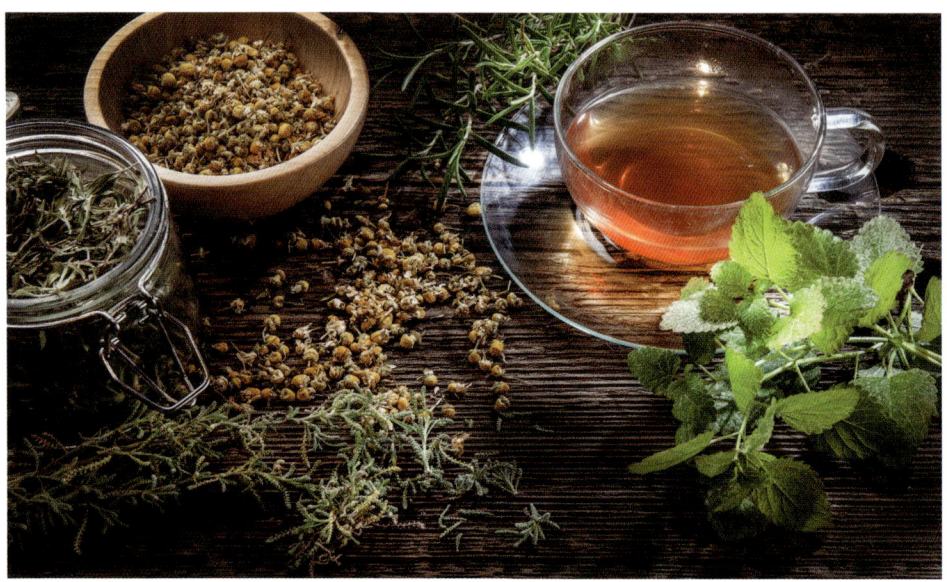

Tees aus Kamille (*Matricaria recutita*) entkrampfen und aus Melisse (*Melissa officinalis*) entspannen und beruhigen den Organismus.

Zubehör wie hübsche Teebüchsen oder Glasbehälter, das beliebte „Tee-Ei" aus Metall, bunte Lieblingstassen oder ein „gutes" Teeservice aus Porzellan gehören zu der modernen Teekultur. Auch verschiedene Süßungsmittel wie vollwertiger Blütenhonig, Vollrohrzucker oder Birkenzucker stehen im Regal des Teeliebhabers.

In folgenden Kapiteln wird das Thema „Kräutertee" aus verschiedenen Blickwinkeln vorgestellt. Sie enthalten Hinweise zu den verschiedenen Aufgussarten und passende Rezepte je nach Jahreszeit. Sie möchten uns dazu ermutigen, frische und getrocknete Kräuter und Pflanzen auszuprobieren, um individuelle Hausteemischungen zusammenzustellen, ob warm oder kalt.

Kräuterextrakt und Tischgetränk

Es gibt Schwarzteekenner, die vom Geschmack und vom Geruch her unterscheiden können, ob die dunklen, vergorenen Blätter einer Schwarzteemischung zum Beispiel aus Indien oder Nepal stammen. Auch im Bereich der Heilpflanzen und Kräuter trifft man auf Experten, die bereits beim Teetrinken merken, ob die enthaltenen Teedrogen fachgerecht gesammelt und gemischt wurden. Dazu braucht es viel Erfahrung. Ob ein Kamillen-, Melissen- oder Himbeerblättertee noch aromatisch riecht oder ob die Packung zu lange im Geschäftsregal gelegen hat, lässt sich aber mit einiger Übung leicht feststellen. Wir sollten uns auch von unserer Nase und unserem Geschmackssinn leiten lassen und die Mischungen oder einzelnen Kräuter vor dem Kauf begutachten, denn Heilkräuter werden nicht immer richtig aufbewahrt.

Die Heilpflanzen und Kräuter, die eine Teemischung ausmachen, sind Lebensmittel und Heilmittel zugleich. Kräuterdrogen aus biologisch-dynamischem bzw. biologischem Anbau werden als wohlschmeckender, intensiver und aromatischer erlebt, besonders im Vergleich zu Pflanzendrogen aus herkömmlicher Landwirtschaft. Auf einer Teepackung sollten die genaue Gebrauchsanweisung, die Zusammensetzung und die Herkunft der Teedrogen nie fehlen.

Wohlbekannte **Hausteemischungen** können von der ganzen Familie alltäglich verwendet werden. **Spezifischere Kräutertees** wirken je nach Jahreszeit und Lebenssituation auf die Gesundheit und das allgemeine Wohlbefinden ein und werden von Fachkräften empfohlen. Sogenannte **Medizinal- oder Heiltees** sind Mischungen aus Heilpflanzen und unterliegen pharmazeutischen Richtlinien.

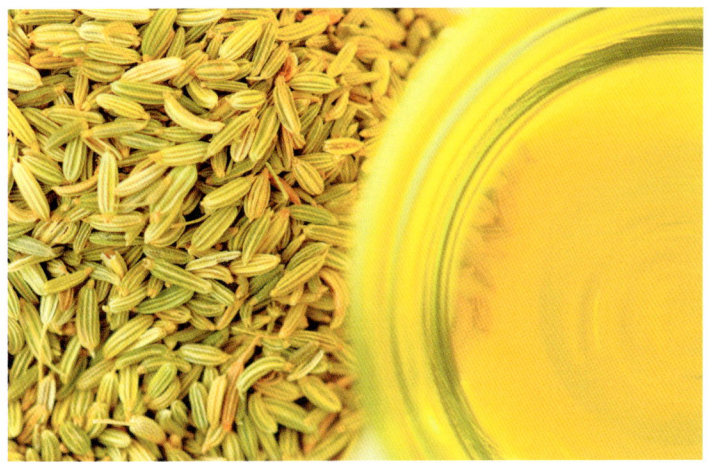

Fenchel (*Foeniculum vulgare*) ist ein mehrjähriges Doldengewächs. Die Samen werden für Tees oder in der Küche genutzt. Neben anderen Substanzen enthalten die Fenchelfrüchte ätherisches Öl, das die Verdauung fördert und Blähungen beseitigt.

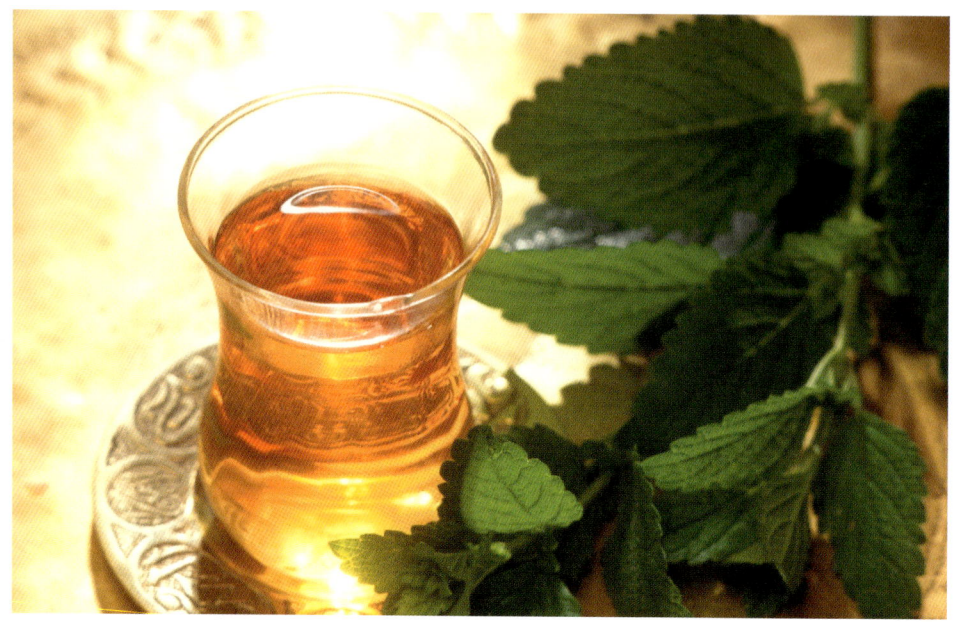

Minze *(Mentha)* ist als Tee ein beliebtes Getränk und wirkt verdauungs- und konzentrationsfördernd.

Die kreative Teeküche

*Mit einiger Erfahrung kannst du dich nach wildwachsenden Teekräutern in deiner Gegend umschauen und lernen, sie in deinem Garten anzubauen, sie zu ernten und zu verarbeiten. Deine selbstgemachte Hausteemischung wird dein **kleines Tee-Kunstwerk**!*

Was gibt es Schöneres als nach dem Sommer vor einem selbstgesammelten Kräuterschatz zu stehen und zu überlegen, welche Blüten, Blätter und Wurzeln man zu einem „**Haustee**", einem „Abendtrunk" oder einem „Verdauungsmix" mischen könnte? Auf dem Balkon oder im Garten lassen sich auch ganz leicht verschiedene Kräuterarten ziehen, die für die Teeküche geeignet sind. Es ist immer wieder eine bereichernde Erfahrung, wenn man bei der Zubereitung eines Aufgusses oder eines Dekokts mit den vielseitigen Aromen spielen kann. Dasselbe gilt für das Kombinieren der Kräutertees mit bestimmten Gerichten. Als kaltes oder warmes Getränk kann eine gelungene Mischung viele Gerichte begleiten und ergänzen.

Zum Hausgebrauch oder für eine „Kur"

Einen **Haustee** kann man auf einfache Weise selbst mischen, indem man frische oder getrocknete Pflanzendrogen miteinander kombiniert. Beliebt sind Haustees zum Frühstück oder Abendbrot, man kann sie aber auch untertags, zum Beispiel bei der Arbeit oder auf Wanderungen, genießen. Haustees sind für die ganze Familie geeignet und für naturliebende Menschen eine willkommene, duftende Gewohnheit im Alltag. Mit etwas Erfahrung kann man die Hausteemischungen an den Rhythmus der Jahreszeiten anpassen und Pflanzen wählen, die der eigenen Konstitution und Lebenssituation entsprechen. Wichtig ist, die Mischungen fachgerecht und nicht zu lange aufzubewahren, sondern eher kleine Mengen zuzubereiten. Im folgenden Kapitel werden die verschiedenen Zubereitungsarten detailliert beschrieben.

Heil-, Arznei- oder Medizinaltees, die auf Rezept eines erfahrenen Arztes oder Apothekers empfohlen werden, bestehen aus einer oder mehreren medizinisch wirksamen Pflanzendroge(n). Sie werden zur Stärkung der Gesundungskräfte eingesetzt. Zu einem guten naturheilkundlichen Therapiekonzept gehört immer auch eine spezielle Teemischung. Besonders bei chronischen Störungen sind Heilpflanzentees sehr hilfreich.

Tees für äußere Anwendungen können Aufgüsse, Mazerate oder Dekokte sein, die für Wickel, Kompressen, Bäder und Abreibungen verwendet werden. Die Wirksamkeit von Heilpflanzentees in der Wund- und Narbenbehandlung ist heute leider wenig bekannt, unsere Vorfahren beherrschten diese Kunst hingegen sehr gut: Wunden, Schnitte, Prellungen, Verstauchungen – man wusste die richtigen Kräuter zuzubereiten, als Packungen oder Waschungen, um die Gesundung zu unterstützen.

Auch **Tees für kosmetische Zwecke** werden immer beliebter, denn wässrige Pflanzenauszüge wirken vielseitig, zum Beispiel heilend, lindernd oder pflegend, je nach Alter, Haut und Lebenssituation.

Das Ergebnis ist mehr als die Summe der Einzelteile

Qualitativ hochwertige Kräuterteemischungen bestehen aus getrockneten oder frischen Pflanzen, die nach bestimmten Rezepten von Experten zusammengestellt werden. In diesem Sinne handelt es sich nicht um simple „Kräuterallerleis", sondern um ausgewogene Kräuter-Präparationen. Kaltes, lauwarmes oder kochendes Wasser wird hier zum Lösungsmittel von Stoffen und Träger besonderer Qualitäten, die in den Pflanzen enthalten sind und einander ergänzen können. Kräutertees enthalten nämlich Substanzen, die einzeln oder als Kombination besondere Aromen entwickeln und gesundheitsfördernd wirken, indem sie die Selbstheilungskräfte, die Sinne und das Gemüt anregen und ausgleichen.

Im anschließenden Kapitel lernst du die fachgerechte Zubereitung und Verwendung von Aufgüssen, Dekokten, Kaltmazeraten und Kräutersirup aus Heilpflanzen und Kräutern.

Wasser als Trägersubstanz

Bei einem Aufguss, einem Dekokt oder einem Mazerat spielt Wasser eine wichtige Rolle als Träger von Substanzen und Qualitäten. Damit ein Aufguss gelingt, zählt also nicht nur die Qualität der verwendeten Kräuter, sondern auch die des Wassers. Für Infuse eignet sich Wasser, das **wenig Kalk** und andere Mineralsalze enthält, denn Mineralien reagieren auf die Wirkstoffe der Pflanzendrogen und verhindern manchmal, dass sie richtig extrahiert werden. Dasselbe gilt auch für die Aromen und Duftstoffe eines Tees: Kalkreiches Wasser kann den Geschmack und den Geruch eines Kräutertees stark beeinträchtigen. Am besten eignet sich natürlich lebendiges, frisches Quellwasser, aber man kann auch gutes Leitungswasser zum Teekochen nehmen.

Erkundige dich beim zuständigen Amt, ob dein Wasser viel oder wenig Kalk enthält. In manchen Ländern wird das Leitungswasser noch mit Chlorsalzen versetzt, damit es keimfrei bleibt. Chlorsalze verfliegen

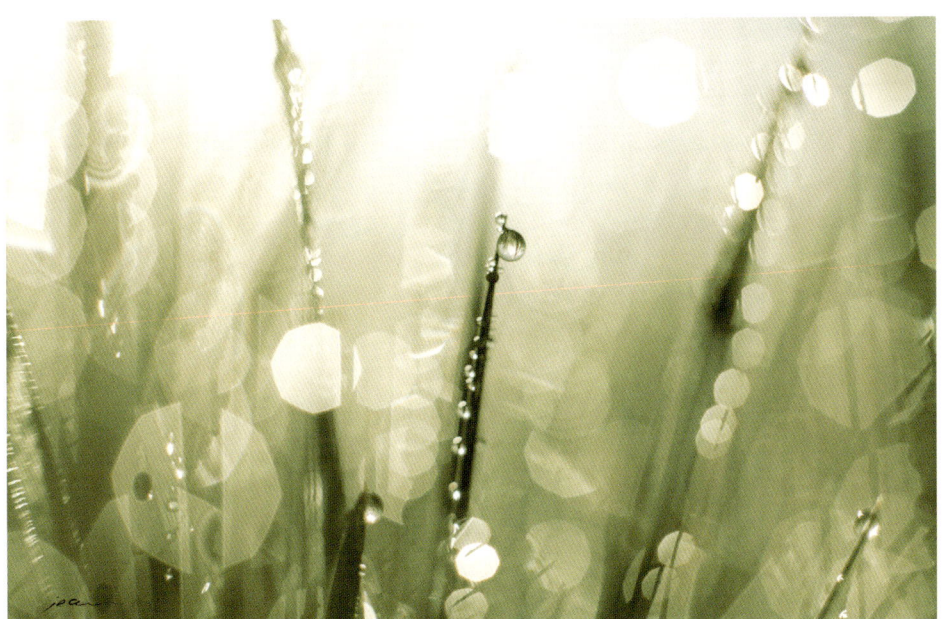

Wasser: Gräser und Tautropfen

zum Teil rasch, wenn du das Wasser in einem offenen Glaskrug stehen lässt und es danach zum Sieden bringst.

Mineralarmes, sauberes Wasser für die Teeküche liefern heute auch sogenannte Filterkaraffen, die es in verschiedenen Größen und Ausführungen gibt. Gefiltertes Trinkwasser kann vor dem Gebrauch „belebt" werden, indem man es in einem Glasbehälter rührt oder schwenkt. „Lebendiges Wasser" nimmt die Informationen der Kräuter und Heilpflanzen besser auf.

Wenn du dich für das Thema „lebendiges Wasser" interessierst, kannst du beim österreichischen Naturforscher Viktor Schauberger[7] (1885-1958) viel Interessantes finden. Er widmete sein Leben und Schaffen der Erforschung des Wassers und stellte fest, dass das Wasser auf seiner Reise durch die Landschaft, in Fluss- und Bachläufen, aber auch als Leitungswasser richtig fließen muss, um als lebenswichtiger Stoff zur Gesundheit von Mensch und Natur beizutragen.

Welche Substanzen werden im Wasser aufgelöst?

Während die Pflanzendrogen im Wasser ziehen, also während der sogenannten **Infusionszeit** oder **Ziehzeit**, geben sie die enthaltenen Wirk- und Aromastoffe an das jeweilige Lösungsmittel weiter.

Folgende Substanzen sind **wasserlöslich**:
* Wasserlösliche Kohlenhydrate, Schleimstoffe, Bitterstoffe, Gerbstoffe, ätherische Öle, Vitamine, Mineralsalze, Spurenelemente, Alkaloide, Glykoside

Nicht wasserlöslich sind:
* Karotine, Harze, Wachse, fettlösliche Vitamine, Lipide (Fette, Öle)

Tipp: In der Zubereitung von Arzneitees kann es je nach Inhaltsstoffen empfehlenswert sein, die getrocknete Pflanzenmischung vor dem Überbrühen mit wenig Alkohol (Ethanol 70% Vol.) zu benetzen oder zu besprühen. Alkohol hilft, bestimmte chemische Substanzen (herzwirksame Glykoside, ätherische Öle, Saponine, Bitterstoffe) besser aufzulösen.

Aufguss (Infus)

Überall auf der Welt werden Kräuter und Pflanzen mit Wasser oder, wie wir sehen werden, anderen Auszugsmitteln wie zum Beispiel Milch aufgegossen. Die Methode des Aufgießens wird auch „**Infus**" genannt (lateinisch „infundere": eingießen, hineingießen). Die Pflanzen bleiben eine Zeitlang im Wasser und „ziehen", das heißt, sie geben ihre Wirk- und Geschmacksstoffe an das Auszugsmittel ab (**Ziehzeit, Infusionszeit**). Nach abgelaufener Ziehzeit filtert man den Kräutertee durch ein geeignetes Sieb und genießt ihn gesüßt oder ungesüßt, mit etwas Zitronen- oder Orangensaft einfach pur. Ein gelungener **Kräuteraufguss** wärmt den ganzen Körper und vermittelt unseren Sinnen die volle Kraft der enthaltenen Pflanzen, ihren Duft, die Farbe und den Geschmack. Uralt ist auch das Wissen, wie man Pflanzendrogen auf harmonische Weise mischt und mit Wasser auszieht, nach der **Regel der „Goldenen Vier"**.

Richtig mischen nach der „Goldenen Vier"

Ob es sich um einen Aufguss oder einen Absud handelt, ein Tee aus Heilpflanzen und Kräutern schmeckt erst richtig gut, wenn die einzelnen Pflanzendrogen beim Mischen aufeinander abgestimmt werden. Man spricht sogar von „**Species tisanae**" bei Teerezepturen, die in den verschiedenen europäischen Arzneimittelbüchern[8] vermerkt sind. Aber auch bei Haustees merkt man, wie wichtig die richtige Mischung ist. Eine gelungene Teemischung soll angenehm schmecken und duften, zu unserem Lebensstil passen und unseren Organismus stärken.

In der traditionellen europäischen Kräuterheilkunde mischt man Teedrogen am besten nach der **Regel der „Goldenen Vier"**. Die Grundzutaten, die sogenannten „Remedia" (lateinisch Mittel bzw. Heilmittel) sorgen auch für die geschmackliche Ausgewogenheit.

* Remedium cardinale
  Basis-Pflanze oder -Kraut (maximal 2 bis 3 Kräuter)
* Remedium adjuvans
  unterstützt das R. cardinale (maximal 1 bis 2 Kräuter)
* Remedium corrigens
  wirkt synergetisch, kann Aroma und Wirkung ausgleichen
* Remedium constituens
  verleiht angenehmeres Aussehen, Füll- und Schmuckdroge

Im alten China galt dieselbe Regel, und zwar hießen die vier Grundzutaten wie folgt:

* Der Herrscher   Zhu
* Der Erste Minister   Chen
* Der Helfer   Zuò
* Der Botschafter   Shi

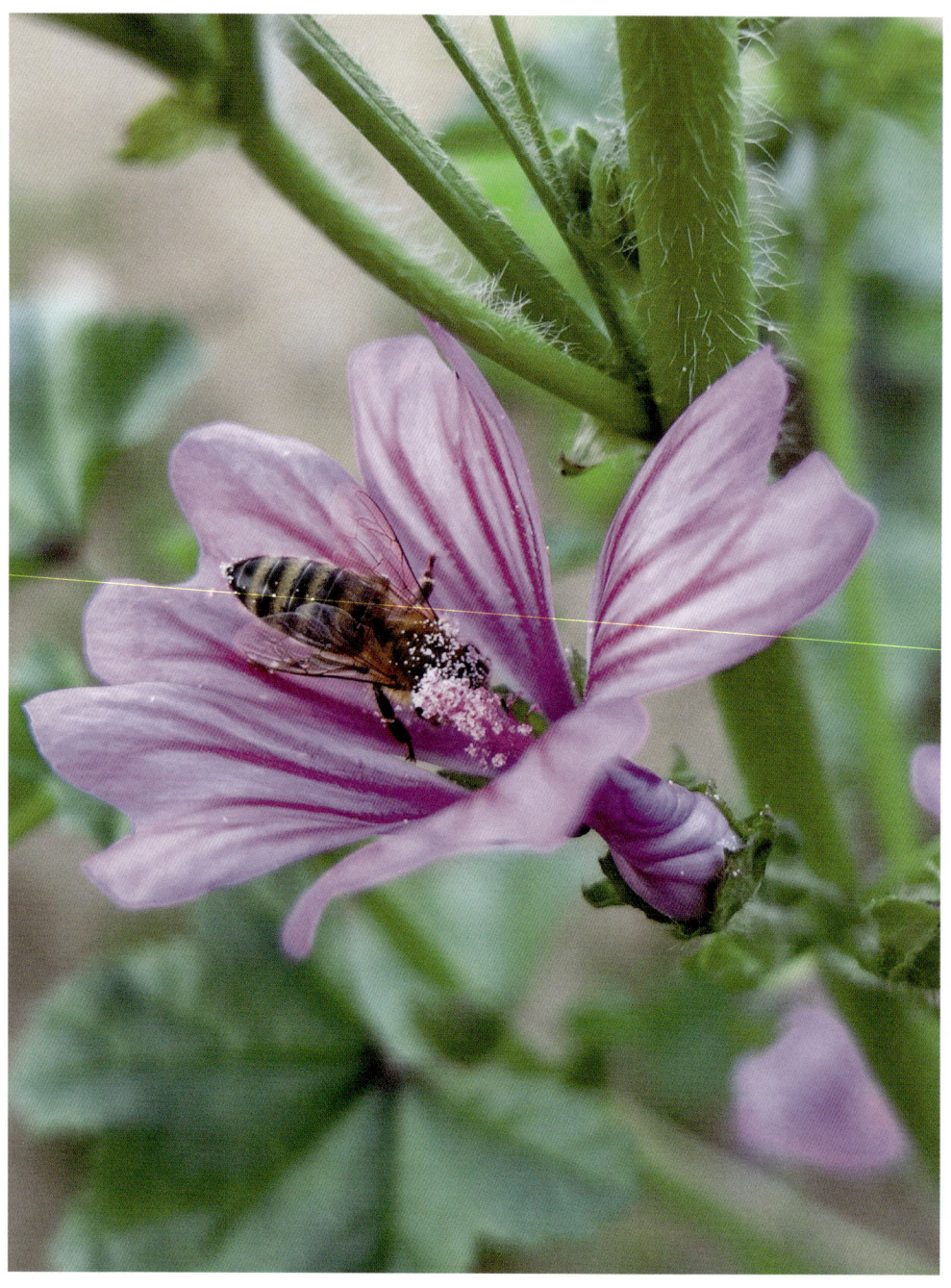

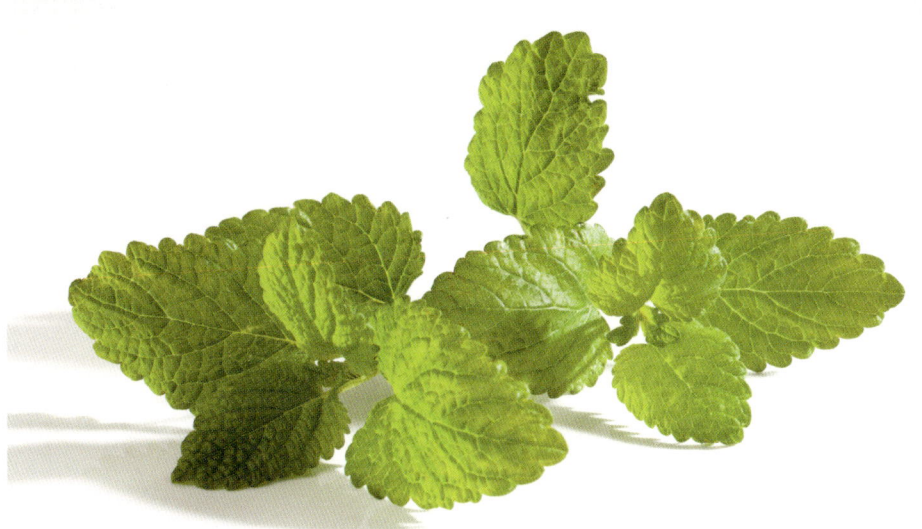

Die Zitronenmelisse *(Melissa officinalis)* mit ihren hübschen, herzförmigen Blättern hat einen leichten, frischen Geschmack, der zu vielen Teemischungen passt.

Die Wilde Malve *(Malva sylvestris)*, links, ist häufig Bestandteil in Brust- oder Hustentees. In der Umgangssprache wird sie auch Käsepappel genannt.

Auch für die **Zubereitung von Haustees** ist die Regel der „Goldenen Vier" zu empfehlen. Vier bis fünf (manchmal genügen auch drei) Pflanzendrogen können zu einem echten Geschmackserlebnis führen, wenn man sie richtig kombiniert. Mit einiger Übung lernt man rasch, Kräuter aufeinander abzustimmen. Um sicher zu sein, dass bestimmte Kräuter auch „wirkungsmäßig" zusammenpassen und zur Jahreszeit stimmen, sollte man über gute Fachliteratur verfügen. Außerdem braucht man auch das richtige Fingerspitzengefühl bei der Wahl der Drogen; es entsteht mit der Zeit von selbst – nur Geduld!

*Am besten beginnst du mit Zutaten, die du kennst und für deinen Alltag und Lebensstil geeignet sind. Als Basiszutaten, als „**Remedium cardinale**", kannst du bekannte Kräuter wählen, zum Beispiel Melisse, Malve, Zitronenverbene, Himbeer- oder Brombeerblätter. Auch Blüten von Linde, Holunder, Steinklee oder Labkraut eignen sich, sie sind ein gutes „**Remedium adjuvans**". Um zu üben, ist es* hilfreich, anfänglich nur mit zwei Grundzutaten zu experimentieren: Basiskraut und unterstützendes Kraut. Schnell wirst du merken, dass sich Malvenblüten und -blätter nicht mit Pfefferminze vertragen oder dass zum Beispiel Kamille und Linde wunderbar zueinander passen. Getrocknete Orangenschalen verfeinern viele Blatt- und Wurzelkräuter, während Hagebutten manchmal zu viel Säure bilden. Als „**Remedium corrigens**" wählt man farbige Kräuter. Ein Beispiel: Die bunten Blütenblätter der Ringelblume oder der Kornblume verfeinern einen Haustee nicht nur farblich, sondern auch geschmacklich. Auch Bienenhonig, Vollwertzucker oder Zitronensaft gelten als „Remedium corrigens", das heißt sie verbessern das Teearoma. Für mehr Fülle und Gewicht sorgt das „**Remedium constituens**". Hier kannst du milde Teekräuter aussuchen, zum Beispiel Malve, Brombeer- oder Himbeerblätter, Haferkraut oder Lindenblätter, um deiner Hausteemischung mehr Volumen zu verleihen, ohne Geschmack und Wirkung der Basiszutaten zu verändern.

Safranblüten *(Crocus sativus)* und Safranfäden

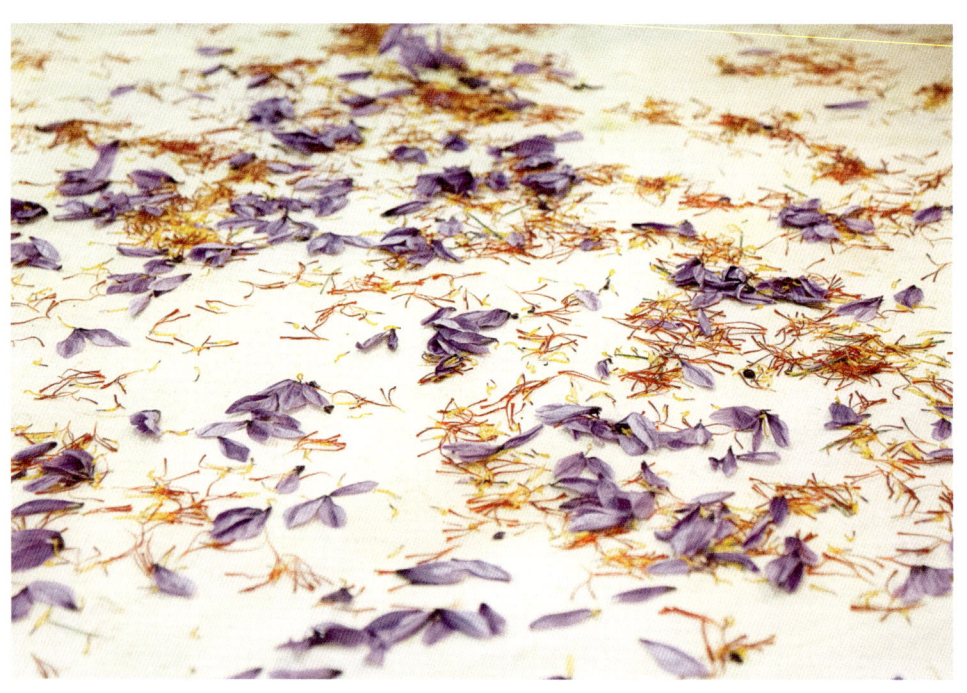

Folgendes Rezept führt dich ganz praktisch an das Mischen der vier „Remedia" dieser schönen Hausteemischung heran.

Teemischung „Goldenes Abendleuchten"

Wenn die Seele sich im Herbst nach Wärme und Klarheit sehnt, vertreibt dieser Kräutertee die Sorgen wie dunkle Abendwolken und glättet so manche Sorgenfalte.

Mische folgende Teekräuter für 2 große Tassen kochendes Wasser (ca. 400 ml)

* **Remedium cardinales:**
  Bergbohnenkraut (*Satureja montana*), Blätter und Blüten
  2 Prisen
  Echter Lavendel (*Lavandula angustifolia*), Blüten
  1 Prise
* **Remedium adjuvans:**
  Johanniskraut (*Hypericum perforatum*), Blüten
  1 kleine Prise
  Safran (*Crocus sativus*), Staubfäden
  3 Stück gemörsert
* **Remedium corrigens:**
  Immortelle (*Helichrysum italicum*), Blüten
  1 kleine Prise
* **Remedium constituens (auch als R. adjuvans)**
  Zitronenmelisse (*Melissa officinalis*), Blätter
  1 Prise

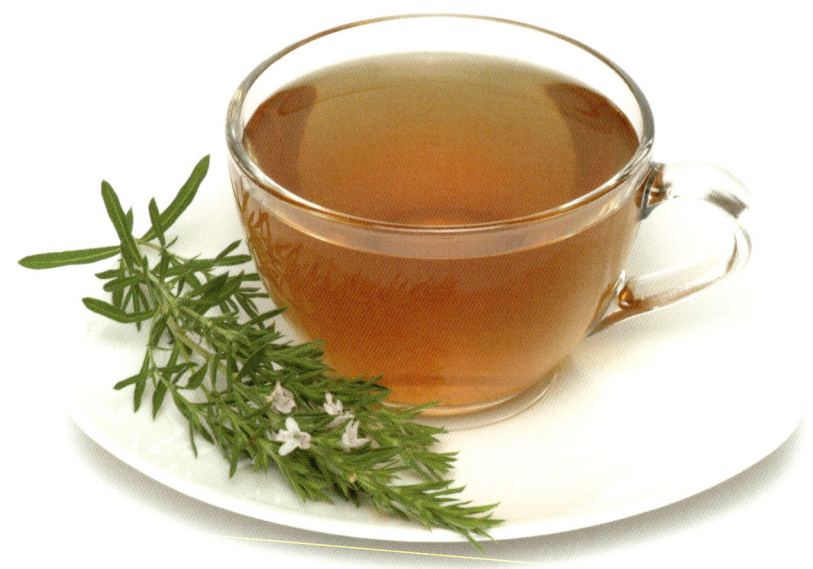

Sommerbohnenkrauttee
(Satureja hortensis)
(Heiltee)

Bergbohnenkraut und die **Blüten des Echten Lavendels** (beide im „**Remedium cardinale**") stammen aus der Familie der Lippenblütler und sind mediterranen Ursprungs. In ihren Blättern und Blüten ist die volle Sommersonne gespeichert, diese Pflanzen sind außerordentlich reich an ätherischen Ölen. Sie stärken uns von innen her, geben uns Festigkeit und zugleich verleihen sie eine gesunde Öffnung im Brustraum (Atmung). Als „Remedium adjuvans" fügen die beiden Heilpflanzen Johanniskraut und Safran wohltuendes Gold hinzu, im Aufguss wirken sie leicht stimmungsaufhellend und magenstärkend. Die **Safranfäden** werden kurz vor der Verwendung fein zerrieben. Die schwefelgelbe **Immortelle** mit ihren silbernen Blütenhüllen entkrampft Körper und Seele. Sie vermittelt dem Tee ein leicht bitteres Aroma, denn sie wirkt auf Leber und Galle. Sie wirkt kräftigend auf unseren Atmungsapparat und bildet unser „Remedium corrigens". Die **Zitronenmelisse** rundet als „Remedium constituens" und zugleich „Remedium adjuvans" die Teemischung ab. Aus der Klostermedizin kennen wir die ausgleichende und unterstützende Wirkung der Melisse, heute hat die moderne Phytotherapie auch antivirale und immunstärkende Eigenschaften entdeckt. Die angenehm milden Blätter schaffen im Tee auch eine gewisse Fülle.

Zubereitung:
Getrocknete Bohnenkrautblätter, Lavendelblüten, Johanniskrautblüten, Immortellenblüten und Melissenblätter mit den Händen zerreiben, die Safranfäden mörsern. Mit kochendem Wasser aufgießen, zugedeckt zwölf Minuten ziehen lassen. Gut umrühren, abseihen, in eine Porzellan- oder Glasteekanne gießen. Diese Mischung wird warm (nicht heiß) genossen, um das volle Aroma wahrzunehmen. Zum Süßen passt am besten naturbelassener Lindenblütenhonig.

Unterschiedliche Wirkungen von Infus und Dekokt

Als Extrakte unterscheiden sich Infus (Aufguss) und Dekokt (Absud) stark, nicht nur im Geschmack. Die Wirkung eines Kräutertees auf den Organismus beruht nicht nur auf den Inhaltsstoffen, sondern auch auf der Art des Tees: Pflanzendrogen im kochenden Wasser ziehen zu lassen (Infus) oder einige Zeit lang auszukochen (Dekokt), kann völlig verschiedene Wirkungen hervorrufen.

Durch ein **Infus** werden jeweils Licht-, Luft- und zum Teil auch Wärmequalitäten vermittelt, da hauptsächlich aromatische und zuckrige Substanzen extrahiert werden. Durch den Duft und das Aroma der Kräuter wird als Erstes der Sinnesbereich des Menschen angeregt, die Wirkung ist *zentrifugal*, also von der Mitte ausgehend nach außen.

Das **Dekokt** hat als Extrakt einen Bezug zum Wirkungskreis der Elemente Erde und Feuer, hier findet eine erste Konzentration statt. Die Wirkung ist *zentripetal* und wirkt im Menschen stärker über die Verdauung als das bei den Infusen der Fall ist. Wir können uns ein Dekokt tatsächlich wie eine „Heilpflanzenkraftbrühe" vorstellen. Die Heilkraft der getrockneten Pflanzendrogen wird durch das Auskochen konzentriert und steht dem Organismus als Nahrungs- und Heilmittel zur Verfügung.

Im **Dekokt** werden „terrestrische" Substanzen extrahiert: Bitterstoffe, Tannine, Mineralien und Spurenelemente, aber auch Giftstoffe (*Alkaloide*). Traditionelle östliche Heilweisen wie die chinesische, tibetanische oder ayurvedische Medizin verwenden gerne Dekokte aus Heilpflanzen. Früher wurden gewisse Teedrogen auch zusammen mit organischen Teilen (Knochen, Knorpeln, Fellteilen, Schmalz) ausgekocht. Dadurch werden auch fettlösliche Substanzen tierischen Ursprungs extrahiert.

Manche Pflanzen können **als Infus und auch als Dekokt** extrahiert werden. Ein typisches Beispiel dafür ist Schachtelhalm, auch Zinnkraut (*Equisetum arvense*) genannt: Als Infus wirkt die Pflanze harntreibend und entwässernd, als Dekokt „nährt" sie den Organismus, indem sie wertvolle Mineralstoffe, darunter viel Kieselsäure, zuführt.

Schachtelhalme (*Equisetum arvense*) enthalten Alkaloide und verschiedene Mineralien. Der reiche Gehalt an Kieselsäure verleiht ihnen polierende Eigenschaften. Deshalb wurden sie früher zum Scheuern von Töpfen gebraucht, was ihnen den Namen Zinnkraut zutrug. Als Heilkraut nur kurze Zeit verwenden.

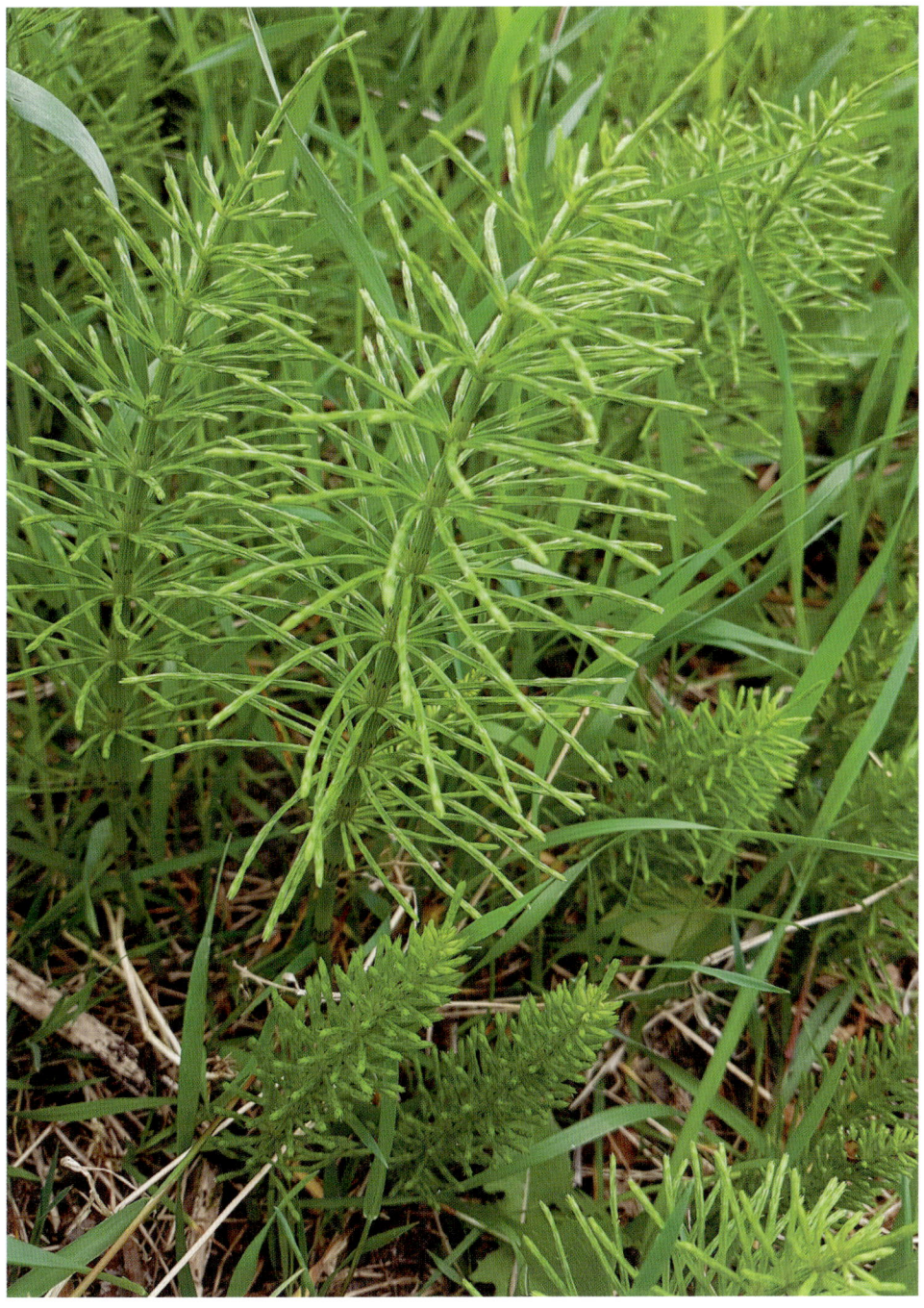

Absud (Dekokt)

Als **Dekokt** bezeichnet man den Absud aus Pflanzendrogen. Der Begriff stammt aus dem Lateinischen „**decoctum**" und bedeutet „Abkochung". Heilkräftige, besonders aromatische oder färbende Pflanzenteile werden mit kaltem Wasser übergossen, erhitzt und je nach Pflanzenart eine gewisse Zeit lang gekocht. Je länger die Teedrogen köcheln, desto stärker wird der Sud. Als Auszugsmethode sind Dekokte vor allem für **Pflanzenteile geeignet, die eine festere Konsistenz** aufweisen, zum Beispiel bei harten Blättern, Stängeln, Rindenstücken, Fruchtschalen, Samen und Wurzeln.

Im Absud können Heilkräuter auch verschieden lang gekocht werden. Es geht darum, die Pflanzen „aufzuschließen", bis die enthaltenen Wirkstoffe, zum Beispiel Schleimstoffe, Gerbstoffe oder Farbpigmente sowie andere therapeutisch wirksame Substanzen, sich im Wasser auflösen. Thermolabile Wirkstoffe können dabei vernichtet werden, zum Beispiel gewisse Vitamine (Vitamin C, B1, B12, Pantothensäure, Folsäure), Saponine und Glykoside.

Ätherische Öle gehen während der Abkochung weitgehend verloren, daher sollte man aromatische Samen und Wurzeln wie Kümmel, Fenchel, Ingwer, Engelwurz nicht sieden, sondern sie mit heißem Wasser überbrühen und ein Infus zubereiten. Man kann sie auch kalt ansetzen und leicht erwärmen.

Letztere Methode wird als „Mazerat" bezeichnet. Kaltmazerate (Kaltauszüge) sind für besonders empfindliche Wirkstoffe geeignet, wie sie zum Beispiel in der Kalmuswurzel oder im Tausendgüldenkraut enthalten sind.

Auch beim Dekokt gilt die „Goldene Regel", man wählt also eine oder zwei Basiskräuter, stimmt weitere Kräuterdrogen auf sie ab.

Echtes Tausendgüldenkraut (*Centaurium erythraea*) ist eine Bitterstoffdroge, die in Verdauungstees häufig mit anderen Drogen kombiniert wird.

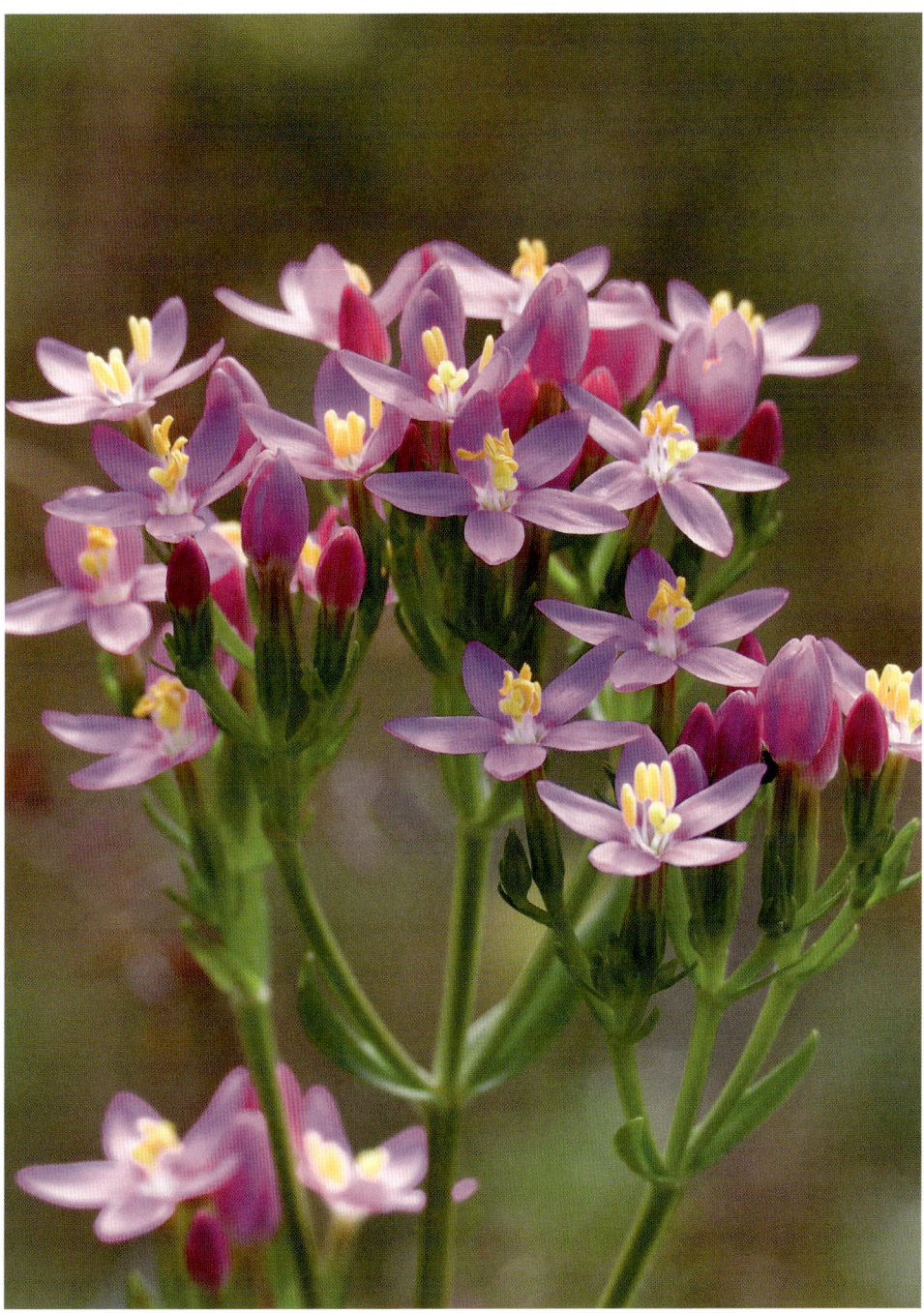

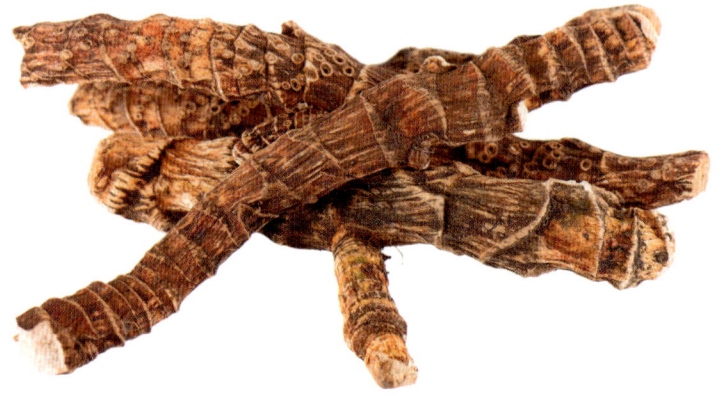

Kalmuswurzel *(Acorus calamus)* gehört getrocknet zu den aromatischen Bittermitteln.

Erzengelwurz *(Angelica archangelica)* ist eine alte Klosterheilpflanze, die die Verdauungsdrüsen anregt. Sie gehört zu den Bittermitteln.

Als Faustregel gilt: aromatische Drogen nicht auskochen, sondern überbrühen und ziehen lassen

Beim Kauf von fertigen Teemischungen sollte man darauf achten, dass die Drogen von ihrer Auszugsweise her aufeinander abgestimmt sind. Kein gutes Zeichen ist es, wenn ein Tee gleichzeitig Wurzeln, Rinden, Blätter und Blüten enthält und eine einfache Infusion als Auszugsmethode empfohlen wird. Wer sich ein wenig mit Heilpflanzen auskennt, weiß, dass Wurzeln und Rinden fast immer ausgekocht werden müssen, um ihre Heilkraft voll zu entfalten. Sollte man also eine Kur mit Heilkräutertees durchführen, besonders wenn sie vom Arzt oder Heilpraktiker empfohlen wird, ist es besser, die Teedrogen in der Apotheke einzeln abfüllen zu lassen und kurz vor der Zubereitung zu mischen. Auf diese Weise gelingt es, Teedrogen fachmännisch zu extrahieren und zuzubereiten.

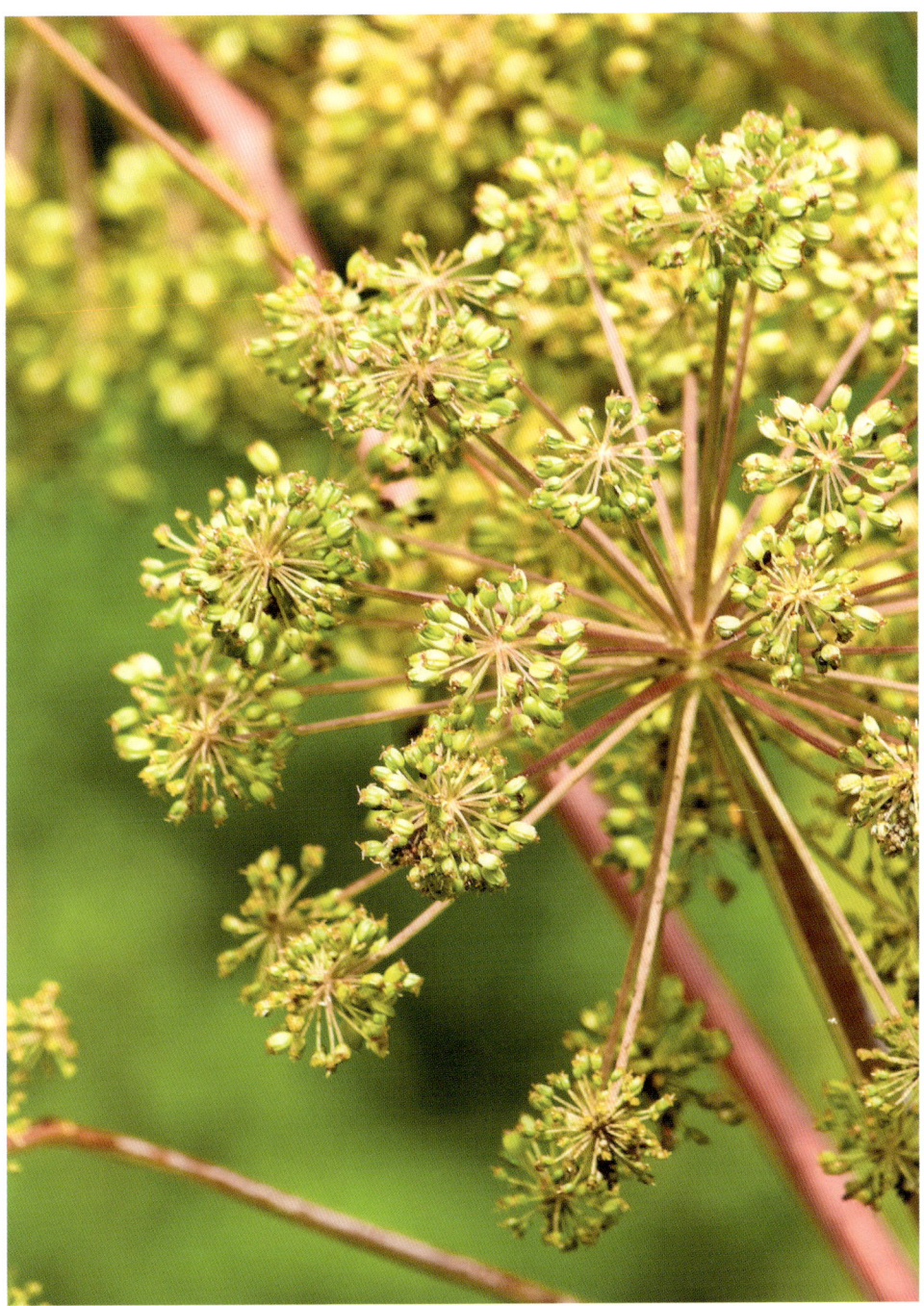

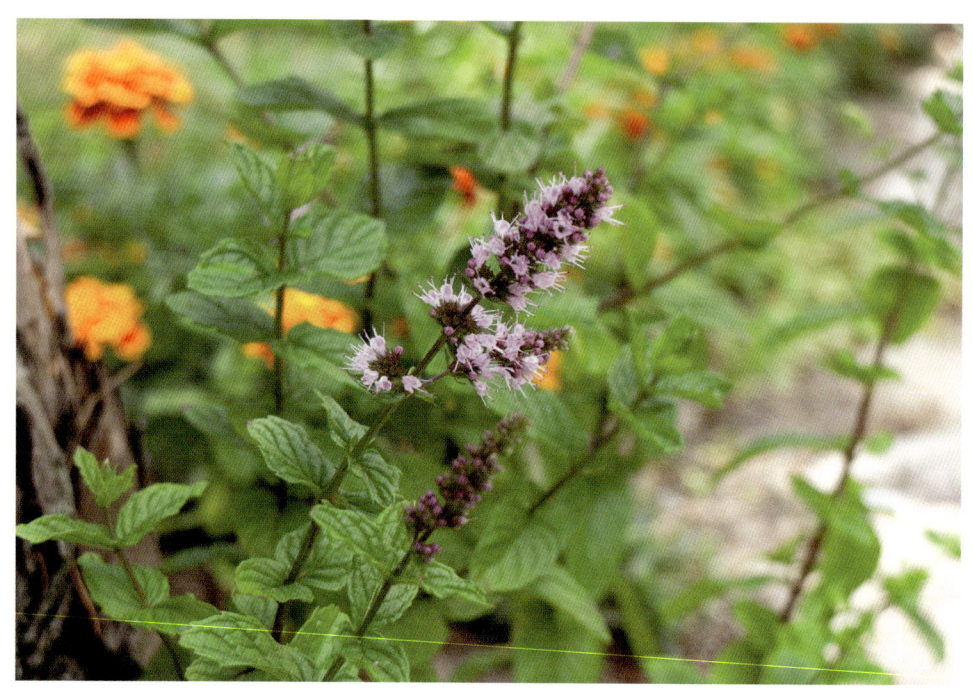

Die Pfefferminze *(Mentha × piperita)* ist eine krautige Gewürz- und Heilpflanze, die durch ihre Hauptbestandteile Menthol und Menton angenehm frisch schmeckt und krampflösend wirken soll.

Folgendes Beispiel zeigt, wie du zum Beispiel einen milden Verdauungstee korrekt zubereiten kannst:

Milder Verdauungstee
Für 2 große Teetassen, 400 ml Wasser

* Wegwartenwurzel (*Cichorium intybus*)
  1 TL
* Erzengelwurz (*Angelica archangelica*)
  1 TL
* Mariendistelsamen (*Silybum marianum*)
  1 TL
* Pfefferminzblätter (*Mentha x piperita*)
  1 Prise
* Echte Kamille, Blütenköpfe (*Matricaria recutita*)
  1 Prise
* Zitronenschale (*Citrus × limon*)
  1 Stück frische Zitronenschale, ca. 2 cm

Eine milde Bitterkräutermischung mit der blaublühenden Wegwarte, der edlen Erzengelwurz, der leberheilenden Mariendistel, der spritzigen Pfefferminze und der wohltuenden Kamille. Wichtig ist wie immer, auf die Qualität der getrockneten Kräuter und Wurzeln zu achten: Sie sollten aus biologischem oder biodynamischem Anbau stammen und nicht über zwei Jahre alt sein, da sonst viele Aromastoffe verloren gehen können. Abgerundet wird die Mischung mit frischer, duftender Zitronenschale. Am besten wählt man Zitronen aus biodynamischem Anbau, weil sie am intensivsten schmecken.

Diese leichte Bittermischung wird als **Dekokt und Infus** zubereitet, sie schmeckt aromatisch-bitter, wärmt die Verdauungsorgane. Die Wegwarte wirkt entgiftend, die Erzengelwurz magenstärkend und entzündungshemmend, Mariendistelsamen sind leberschützend und gallenflussanregend. Daher kann dieser Tee auch als gesunder „Apéritif" genossen werden, vor dem Essen, wenn man zu langsam verdaut. Pfefferminzkraut erfrischt den ganzen Organismus, Kamille unterstützt synergetisch Magen und Darm und lindert Schleimhautentzündungen. Die Zitrone löst Krämpfe und gibt der Mischung ein angenehmes Aroma.

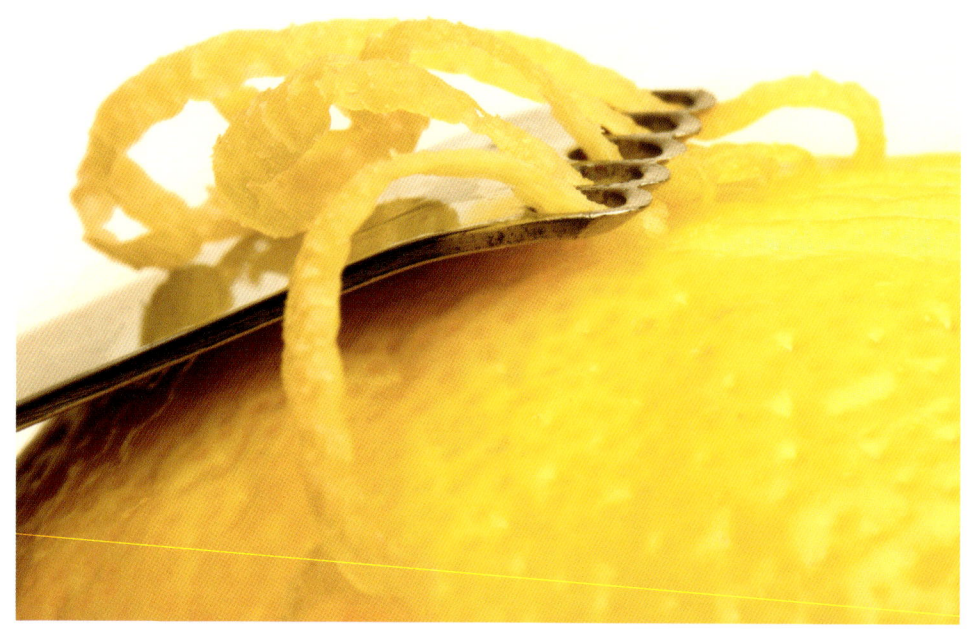

Zubereitung:

Kräuterwurzeln sind meistens sehr hart, und um ihre kostbaren, leberwirksamen Heilsubstanzen zu extrahieren, solltest du sie etwas zerstoßen, am besten eine Minute lang in einem Mörser aus Porzellan oder Stein. Sollte kein Mörser vorhanden sein, kannst du die Wurzeln auch mit einem hölzernen Nudelholz „wälgern". Getrocknete Wegwartenwurzel, Erzengelwurzel und Zitronenschale in kaltes Wasser geben, aufkochen und zehn Minuten köcheln. Von der Kochplatte nehmen, Minzblätter und Kamillenköpfchen zerreiben, dazugeben und umrühren. Weitere zwei Minuten ziehen lassen, abseihen. Der Tee wird ungesüßt getrunken, die enthaltenen Bitterstoffe können so besser auf die Verdauung wirken.

Die Zitrone *(Citrus × limon)* ist ein säurehaltiges Obst, das von den Arabern in den Mittelmeerraum mitgebracht wurde. Nicht nur in der Küche, sondern auch in der Medizin haben der Saft und die Schale der Zitrone wegen ihres hohen Gehalts an Vitamin A, B und C eine große Bedeutung. Am besten verwendet man die frischen Früchte in Bio-Qualität.

Auszüge mit Milch

Normalerweise verwendet man für die Zubereitung eines Dekokts reines Wasser als Auszugsmittel. In einigen Fällen kann man aber auch **Milch** nehmen, da durch die enthaltenen Fette **fettlösliche Substanzen** extrahiert werden, die in einem Tee aus Wasser nicht zur Geltung kommen. Vor allem werden Blüten oder Blütenteile in Milch ausgezogen, zum Beispiel beim Safran (Staubfäden), sie sind reich an Duft-, Farb- und Geschmacksstoffen, die sich zum Teil nur in Fett auflösen. Hildegard von Bingen empfahl Milch als Auszugsmittel von Kräutern. Auch im Ayurveda verwendet man bei bestimmten traditionellen Rezepten Milch, Butter oder Kefir.

Ein Milchauszug kann für kleine Kinder geeignet sein, zum Beispiel kann man einen *milden Abführtee* für die Kleinen zubereiten.

Milch (Kuhmilch, Getreidemilch) ist als Auszugsmittel für fettlösliche Inhaltsstoffe geeignet und besonders bei Kindern beliebt.

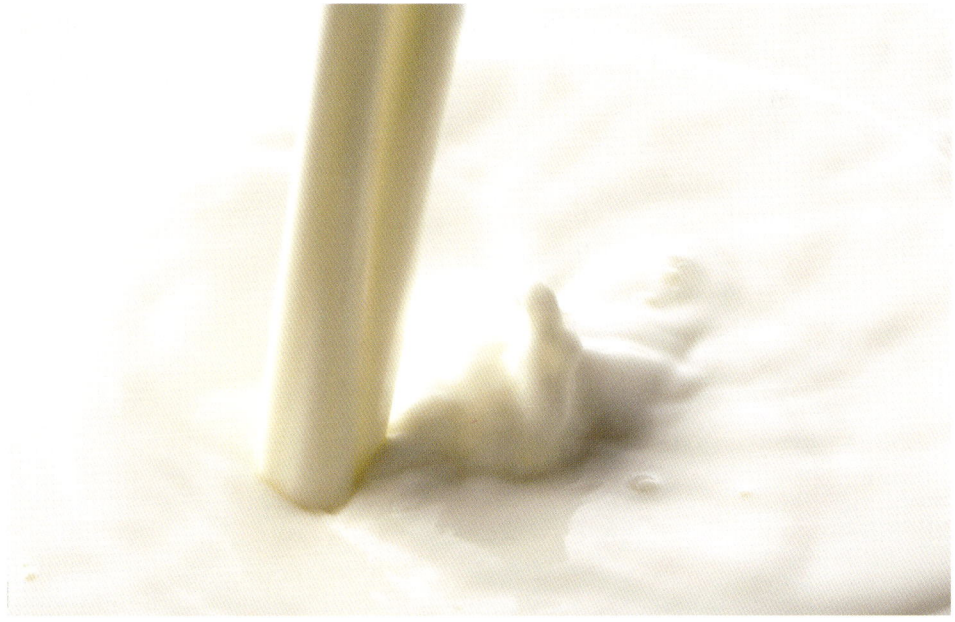

Milder Abführtee für Kinder

* Vollmilch (Reismilch, Mandelmilch)
  100 ml
* Wasser
  100 ml
* Malvenblätter und -blüten (*Malva sylvestris*)
  1 EL
* Leinsamen (*Linum usitatissimum*)
  1 TL
* Naturbelassener Blütenhonig
  1 TL

Milch und Wasser mischen, gut verrühren. Malve und zerstoßene Leinsamen in der kalten Flüssigkeit ansetzen, eine Stunde ziehen lassen. Erhitzen und fünf Minuten sieden lassen, mit Honig süßen. Bei hartem Stuhlgang oder Verstopfung hilft täglich eine Tasse warmer Milchauszug, nach dem Abendessen eingenommen.

Ein weiteres Rezept mit Milch ist die **entspannende und entkrampfende Lavendelmilch**, aus Lavendelblüten und Kardamom, mit einer besonderen Duftnote, einem Tropfen Lavendelöl.

Lavendelmilch
Für 2 große Teetassen

* Getrocknete Blüten vom Echten Lavendel
  2 Prisen (*Lavandula angustifolia*)
* Getrocknete Kapselfrüchte des Grünen Kardamoms
  1 TL (*Elettaria cardamomum*)
* Ätherisches Lavendelöl (in Demeter-Qualität)
  1 Tropfen (*Lavandulae angustifoliae Aetheroleum*)
* 400 ml Vollmilch (Getreidemilch)

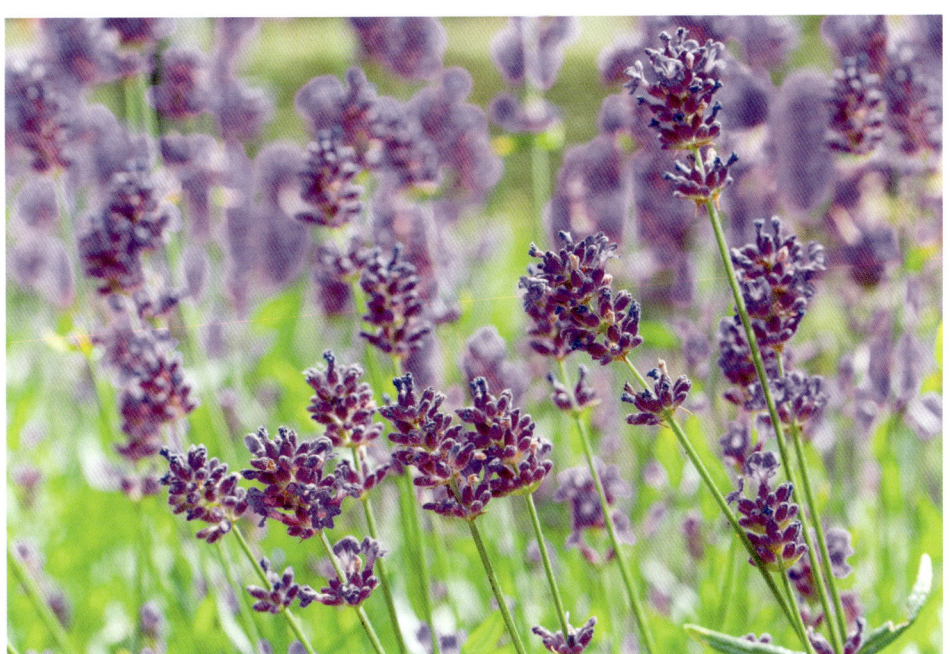

Feld mit blühendem Lavendel *(Lavandula angustifolia)*

Lavendelblüten mörsern, getrocknete Kardamomkapselfrüchte aufstoßen und mit den enthaltenen Samen zusammen mörsern. Kalte Milch auf die Kräuter gießen, erwärmen, eine Minute lang köcheln lassen, vom Herd nehmen und fünf Minuten ziehen lassen. Einen Tropfen ätherisches Echtes Lavendelöl hinzufügen, sofort mit einem Schneebesen gut verrühren. Abseihen, mit Blütenhonig süßen und heiß genießen.

Für kleine Kinder lässt man das ätherische Öl weg und nimmt anstatt dessen ein Stückchen Zimtrinde.

Wer Kuhmilch nicht verträgt, kann Ziegenmilch oder Getreidemilch nehmen, am besten schmeckt Lavendel mit Hafermilch.

Kaltauszug

Um Heilpflanzen und Kräuter als Getränk zu genießen neben Infus und Dekokt, kann man sie auch kalt extrahieren. In der Pflanzenheilkunde nennt man solche Kaltauszüge „Kaltmazerate".

Kaltauszüge als belebendes Getränk

Während einer Wanderung oder nach dem Sport löschen Kaltauszüge den Durst oft besser als Wasser oder Fertiggetränke. Die Zubereitung aus Heilpflanzen und Kräutern ist einfach: ein paar duftende Blätter oder farbige Blüten in kaltes Wasser legen, eine Weile ziehen lassen und abseihen. Passende Sommerkräuter sind frische Rosmarinzweige, Blätter von Zitronenverbene, Minze oder Ananassalbei, Thymianspitzen und Lavendelblüten.

Erfrischender Kaltauszug aus frischen Wacholderbeeren und Sternanis

Zwei Esslöffel reife Wacholderbeeren, frisch oder getrocknet, gut mörsern, eine Sternanisblüte zerteilen und dazugeben, mit einem Liter Quellwasser übergießen und eine halbe Stunde ziehen lassen. Durch ein feinmaschiges Sieb abseihen, in einer Glaskaraffe mit oder ohne Eiswürfel servieren. Schmeckt wunderbar erfrischend, wirkt tonisierend (kräftigend) nach Anstrengungen und übermäßigem Schwitzen.

Kaltauszüge passen als Getränk zu einem besonderen Essen und sind eine schöne Überraschung für Nichtalkoholiker anstelle von Wasser oder Saft. Vom Frühling bis zum Herbst lassen sich unzählige duftende Kräuter für Kaltauszüge verwenden, meistens Blüten, aber auch Blätter und Zweige. Wichtig ist es, die Kräuter vor der Verwendung gut zu säubern, wobei man frische Blütenblätter *nicht* unter fließendem Wasser reinigen sollte. Es

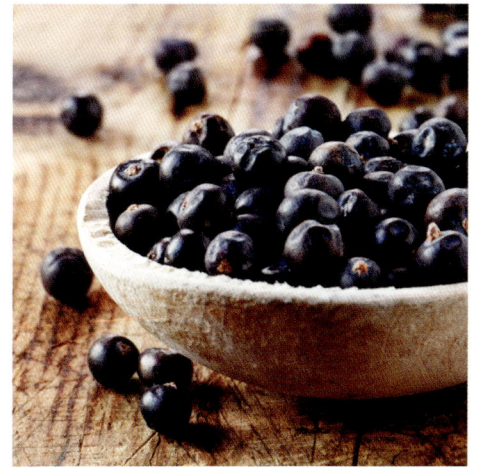 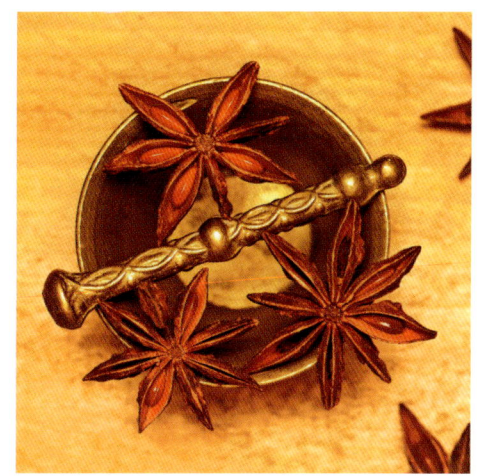

links: Wacholderbeeren (*Juniperus communis*)
rechts: Sternanis (*Illicium verum*)

genügt, sie auf ungebetene Gäste zu untersuchen, gut abzuschütteln oder abzuwischen. Natürlich sollte man die Kräuter immer fernab von befahrenen Straßen oder konventionell bewirtschafteten, landwirtschaftlichen Flächen sammeln. Die gewählten Kräuterauszüge sollten zum Menü passen: Kaltmazerate aus aromatischen Pflanzen wie Rosmarin, Lorbeer, Kümmel oder wilder Fenchel sind für gehaltvolle Speisen geeignet. Auszüge aus frischen Rosen- und Veilchenblüten, Brombeer- und Himbeerblättern, Lavendelblüten oder Holunderblüten passen zu Salaten, kalten Suppen und Desserts.

Kaltauszüge in der Phytotherapie

In der Pflanzenheilkunde wählt man Kaltauszüge, wenn man Heilpflanzen verwenden möchte, die hitzeempfindliche Wirkstoffe enthalten wie Schleimstoffe, Bitterstoffe, ätherische Öle, einige Glykoside oder auch toxische Substanzen wie Gerbstoffe und Harze. Ein Beispiel für einen typischen Kaltauszug ist die *Kalmuswurzel (Acorus calamus)*. Die getrocknete Wurzel wird in kaltem Wasser angesetzt und 8 Stunden bedeckt stehen gelassen. Der Auszug wird in der Ziehzeit etwas dickflüssig und bekommt einen zarten, aromatischen Geschmack. Man trinkt ihn schluckweise alle halbe Stunde bei Magenschleimhautentzündung und in der Raucherentwöhnung.

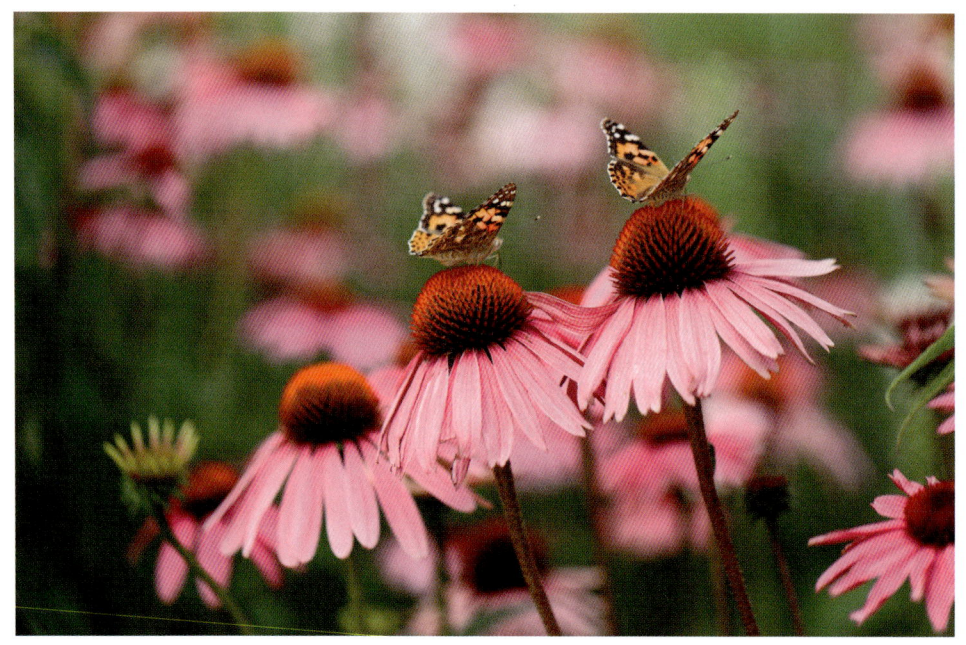

Purpur-Sonnenhut *(Echinacea purpurea)* stärkt die Abwehrkräfte.

Kaltmazerate aus schleimstoffhaltigen Drogen

Schleimstoffe (*Mucilaginosa*) sind sogenannte Heteropolysaccharide, also Kohlenhydrate, die als Schleime, Pektine oder Gummi vorkommen. Äußerlich angewendet wirken sie beruhigend und lindernd bei entzündeten Schleimhäuten, Hautausschlägen, Sonnenbrand, Ekzemen.

Innerlich helfen pflanzliche Schleimstoffe bei Gastritis und Darmbeschwerden, zum Beispiel bei Reizdarm, Verstopfung, Bauchgrippe. Die Polysaccharide bestimmter Pflanzenarten, zum Beispiel von Arnika, Sonnenhut, Ringelblume oder Huflattich, können immunstimulierend wirken.

Als Füll- und Quellmittel regen Schleimstoffe die Darmperistaltik an. Deshalb sind sie auch über längere Zeiträume geeignet für ältere Menschen und Kleinkinder. Pflanzen, die viele Schleimstoffe enthalten sind zum Beispiel Lein, Malve, Eibisch, Flohsamen, Isländisch Moos, Quitte.

Kaltauszüge mit Bitterkräutern

In Übergangszeiten, im Frühling und Herbst, stellt sich der Körper auf eine neue Jahreszeit ein, auf veränderte Temperaturen und Lichtverhältnisse und auf neue Lebensrhythmen. Wer sich zum Beispiel im Frühling schwertut, richtig in Schwung zu kommen, leidet oft auch unter Verdauungsstörungen, Appetitlosigkeit oder leichten Kopfschmerzen. Neben einer leichten, basischen Kost und genügend Nachtruhe sind Heilpflanzenauszüge hilfreich, vor allem, wenn man sie präventiv einnimmt: Man beginnt bereits Ende Februar, also noch vor dem eigentlichen Frühlingsbeginn, mit **Kaltauszügen aus aromatischen Bitterkräutern**. Sie regen die Verdauungssäfte und die Gallenproduktion an, wirken auf Nieren, Darm und Haut und unterstützen die Leber als größte Drüse nach den Wintermonaten. Neue Studien zeigen, dass Bitterstoffe wichtig für das Immunsystem sind.

Für einen Kaltauszug ziehen die bitterstoffhaltigen Pflanzendrogen eine bestimmte Zeit lang in kaltem Wasser, die Infusionszeit beträgt zwischen einer halben Stunde und einem halben Tag bzw. einer Nacht. Bevor man das Mazerat verwendet, kann man den Auszug leicht erwärmen und durch ein Teesieb abgießen. Grundsätzlich werden Kaltmazerate aus Bitterdrogen **bei jeder Reinigung und Umstimmung** des Organismus verwendet. Sie wirken sehr schonend, man kann bis zu drei Monaten bei derselben Mischung bleiben.

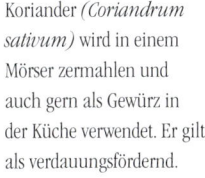

Koriander *(Coriandrum sativum)* wird in einem Mörser zermahlen und auch gern als Gewürz in der Küche verwendet. Er gilt als verdauungsfördernd.

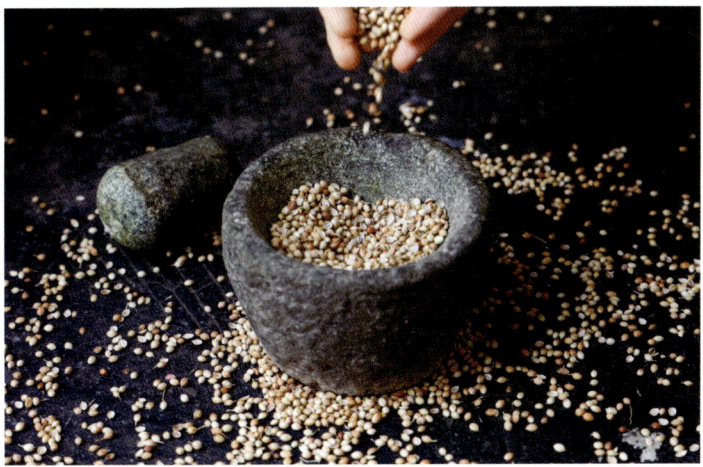

Sanfte Teekur mit Bitter- und Schleimstoffdrogen
Dosis für 1 große Teetasse

* 1 Tl Tausendgüldenkraut (*Centaurium erythrea*), zerkleinert
* 1 Tl Flohsamen (*Plantago afra*), gemörsert
* 1 Tl Fenchelsamen (*Foeniculum vulgare*), gemörsert
* 1 Tl Koriander (*Coriandrum sativum*), gemörsert
* Frische Ingwerwurzel (*Zingiber officinale*), gerieben
* 250 ml Wasser

Abends die Teedrogen mörsern, gut mischen, in einem Gefäß aus Glas oder Porzellan mit 250 Milliliter lauwarmem Wasser ansetzen und zugedeckt über Nacht stehen lassen. Morgens mit einer Prise frisch geriebener Ingwerwurzel verfeinern, leicht erwärmen und vor dem Frühstück ungesüßt trinken.

Die Kräutermischung neu ansetzen, tagsüber ziehen lassen und vor dem Abendessen trinken. Nimm den Auszug morgens und abends ein, bereite ihn jeweils frisch zu.

Bei schwacher Verdauung kannst du diese Teekur dreimal drei Wochen lang anwenden, dabei setzt du nach drei Wochen jeweils ein paar Tage aus.

Die Blüte des Echten Tausendgüldenkrauts (*Centaurium erythraea*)

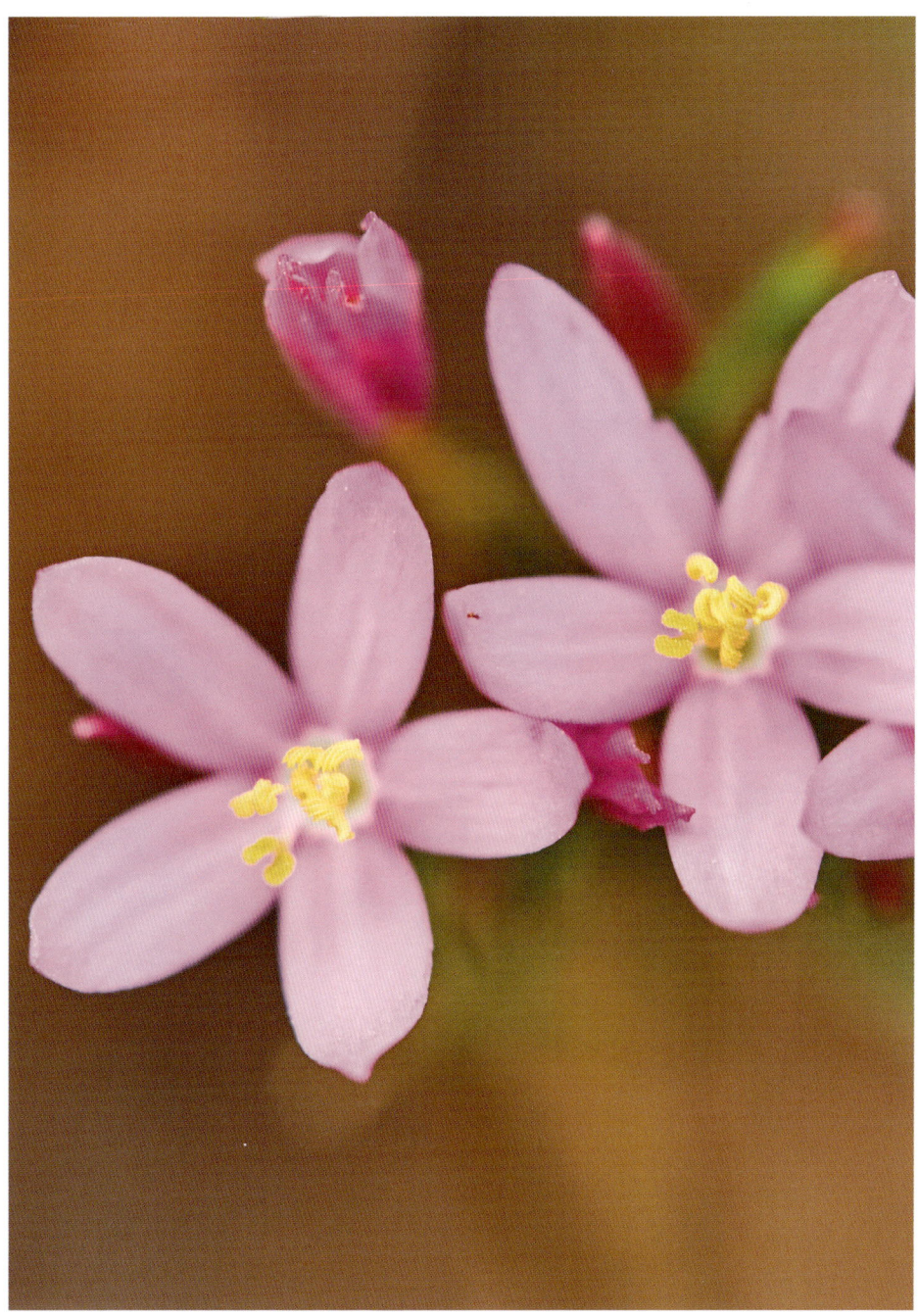

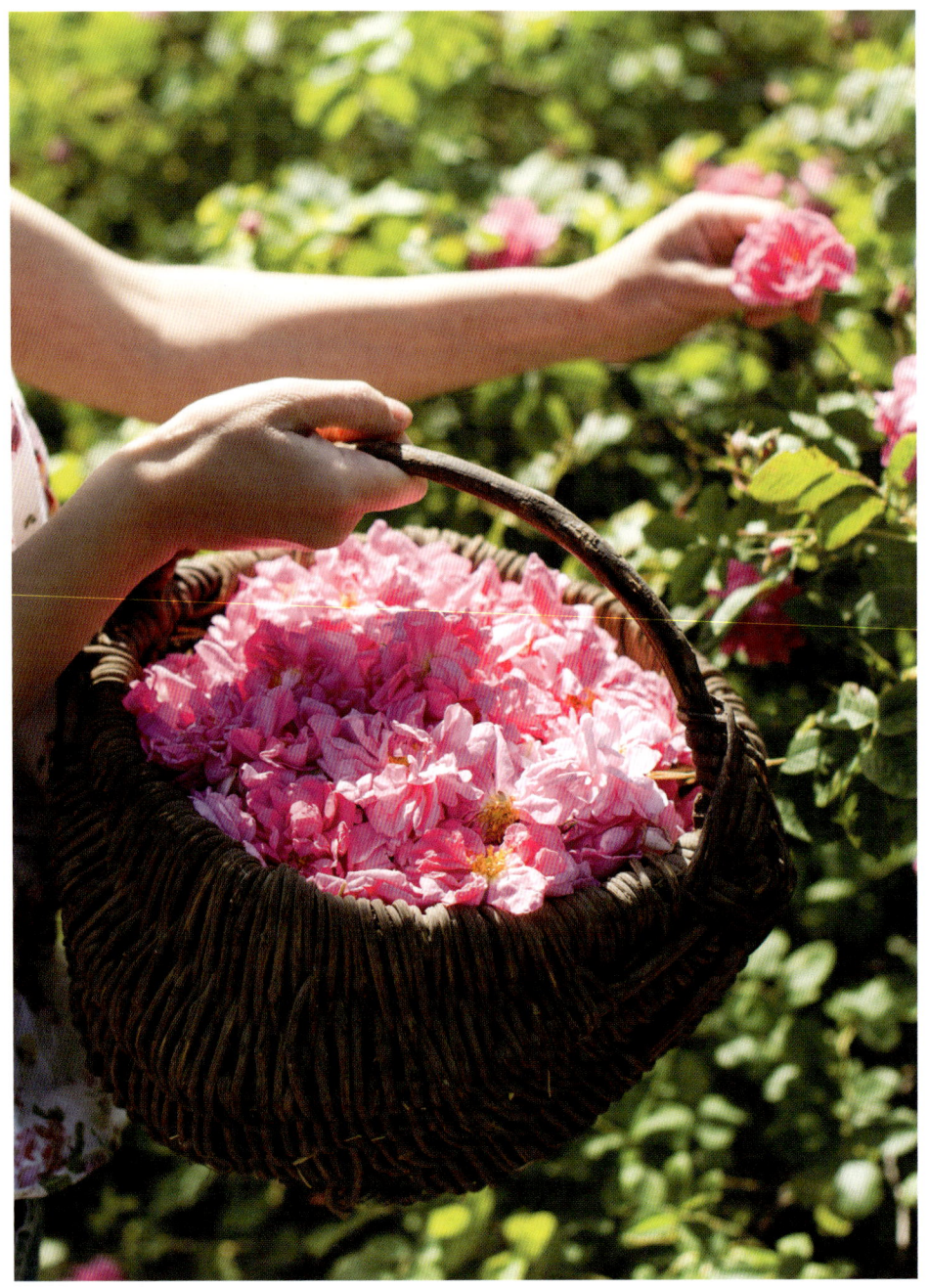

Kräutersirupe

Kehren wir noch einmal zum Kräutertee als beliebtes Getränk und Kurmittel zurück. Im Frühling und Sommer schmecken Infuse und Dekokte aus frischen Pflanzen besonders fruchtig bzw. „blumig". Am liebsten möchten wir sie auch im Herbst und Winter genießen. Wie können wir sie haltbar machen? Die Antwort darauf ist einfach: als **Sirup**!

Die Blüten und Blätter so mancher Frühlingsblüher sind für Sirupe geeignet, und es macht Spaß, sie einzeln oder gemischt auszuprobieren. Bekanntlich werden Sirupe ja nicht nur aus Früchten, sondern auch aus Blüten, zum Beispiel aus Holunderblüten oder Löwenzahnblüten, zubereitet. Im Frühsommer nimmt man auch Tannen- bzw. Fichtenwipfel und Spitzwegerichblätter.

Für die Herstellung ist es wichtig, dass man die aromatischen Pflanzenteile, Blüten und Blätter, zum richtigen Zeitpunkt sammelt. Wähle also sonnige Tage und achte darauf, dass sie voll ausgebildet sind und die Blüten sich öffnen. Auch der Standpunkt zählt, und beim Sammeln gilt auch hier, auf Umweltverschmutzung oder Überdüngung zu achten.

Ligurischer Rosensirup

Frau beim Pflücken von Rosenblüten

In Ligurien durften wir einen herrlichen Rosensirup verkosten aus frisch gesammelten Rosenblüten. Sein delikates Aroma erinnerte uns an Korinthen und Veilchen. Es werden nur rosablühende Rosen zur Herstellung verwendet, hier das Rezept:

* *300 g Rosenblütenblätter z.B. von Essigrosen, Damaszener-Rosen oder Zentifolien*
* *1 l kochendes Quellwasser*
* *Etwa 1 kg Kristallzucker bio*
* *1 Bio-Zitrone*

Rosenblüten am frühen Morgen ernten (nicht später als 10 Uhr), auf einem Leintuch ausbreiten und säubern. In einen Stahltopf geben, langsam das kochende Wasser darüber schütten, anpressen, zudecken,

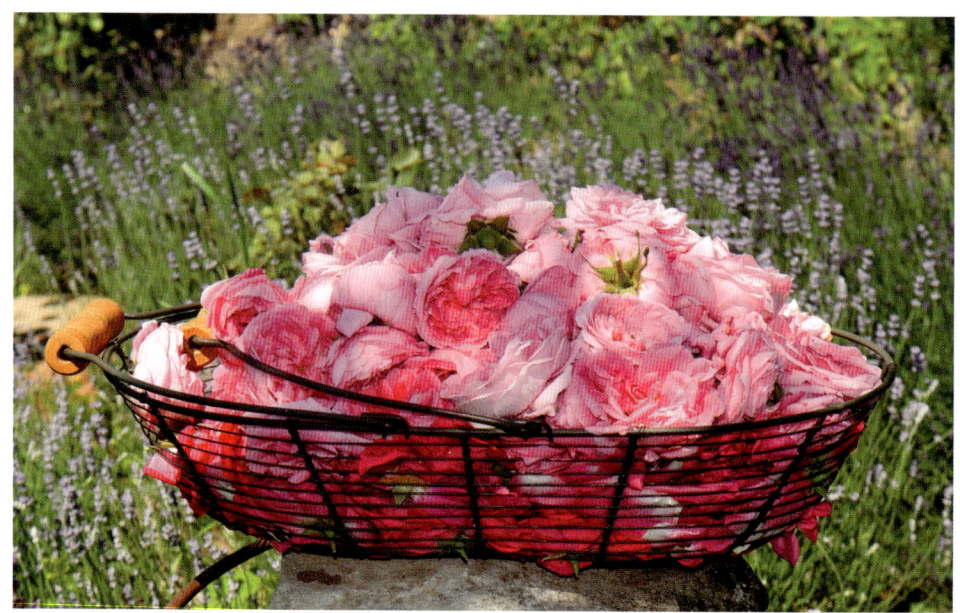

nach zwölf Stunden gut umrühren, weitere zwölf Stunden ziehen lassen. Die Blüten sollten gut bedeckt bleiben. Durch ein feinmaschiges Sieb filtern, fest ausdrücken. Die Flüssigkeit messen und gleich viel Zucker unterrühren. Die Schale von einer unbehandelten Zitrone dazugeben, rasch aufkochen und 15 Minuten zugedeckt leise köcheln lassen. Zitronenschale herausnehmen, heiß in Flaschen oder Schraubgläser füllen, in eine Wolldecke wickeln und langsam abkühlen lassen.

Der Sirup hält sich ein Jahr lang. Wenn man eine Flasche aufmacht, kann der Sirup schnell oxidieren, daher sollte man ihn rasch aufbrauchen. Der Rosensirup passt zu Vanilleeis oder -pudding, aber auch als Kontrast zu pikantem Schafs- oder Ziegenkäse. Als durstlöschendes Getränk wird der Sirup mit kaltem Wasser verdünnt, im Winter auch mit heißem Wasser oder Tee.

Rosenblüten zum Zubereiten von Rosenessig und Rosensirup

Im Islam hatte die Damaszener-Rose *(Rosa damascena)* eine heilige Bedeutung. Auch im profanen Leben hat diese Rose mit ihren ätherischen Rosenölen einen medizinischen Gebrauchswert.

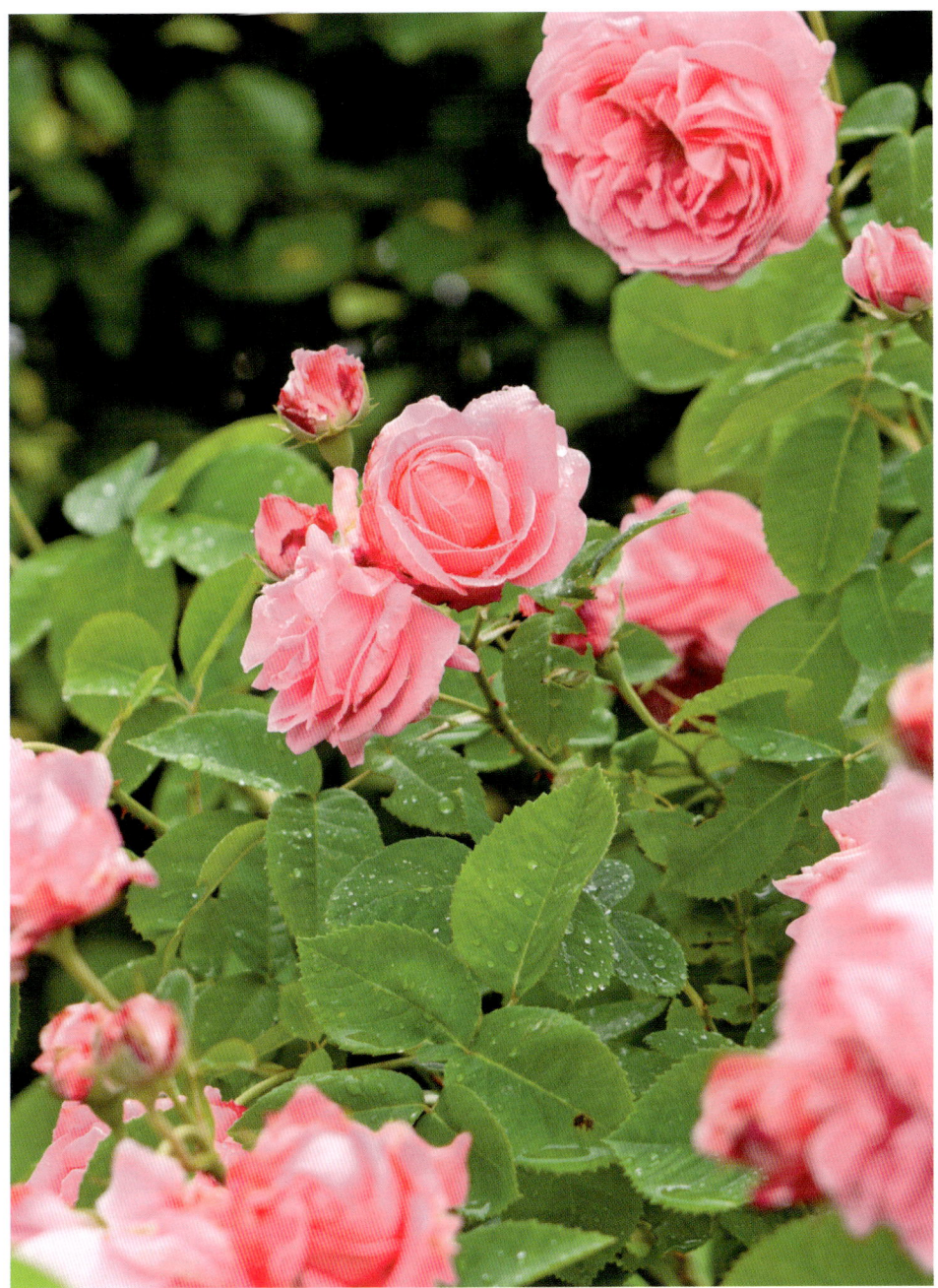

2.
Heilpflanzenextrakte
für die Kräuterreinigungs-Kur

Die Heilpflanzenkunde kennt zahlreiche Extrakte, um die Ausscheidungsorgane Leber, Nieren, Darm und Haut anzuregen. Die Reinigung und Entschlackung des gesamten Organismus werden durch Extrakte aus Heilpflanzen und Kräutern unterstützt, zum Beispiel durch alkoholische Tinkturen, Trocken- und Flüssigextrakte, Sirupe, Knospenextrakte, ätherische Öle, Kräuterpulver, Essigauszüge, Ölauszüge, Weinauszüge und vieles mehr.

Wenn du dich während der Entschlackungsphase mit pflanzlichen Präparaten unterstützen möchtest, wende dich am besten an ausgebildete Fachleute, Herboristen, Apotheker oder Naturheilärzte. Um die richtigen Mittel zu finden, werden Faktoren wie die individuelle Konstitution, der Lebensstil, eventuelle chronische Krankheiten und allergische Reaktionen usw. in Betracht gezogen, um die geeigneten Rezepturen auszuwählen.

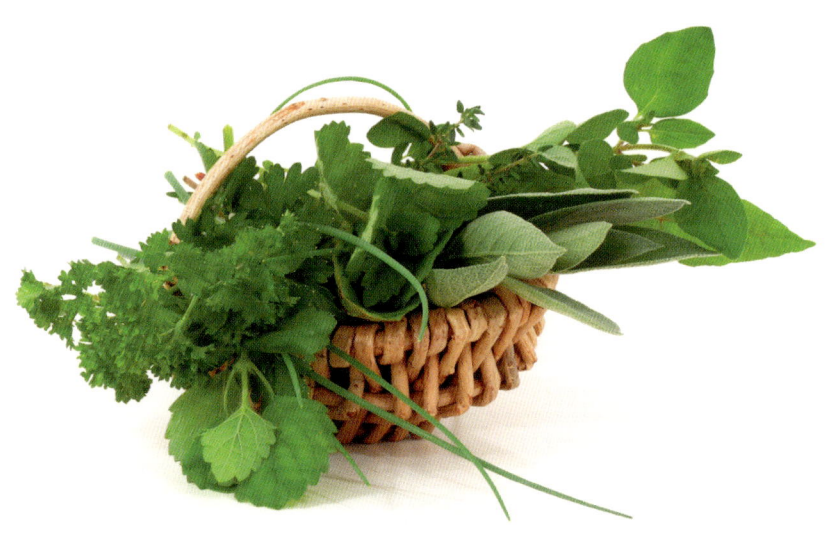

Kräuterkorb

Um deine **Resilienz** zu steigern, ist auch der unmittelbare Kontakt zu Heil- und Gewürzpflanzen grundsätzlich wichtig. Es geht darum, dass du Pflanzen mit allen Sinnen wahrnimmst, ihnen näherkommst, sie berührst, beobachtest und wenn möglich sammelst und verarbeitest. Schau dich in deiner Gegend um und stelle einen „**grünen Korb**" zusammen: einen Korb mit deiner persönlichen Auswahl an Heilpflanzen und Kräutern für die Küche, die natürliche Körperpflege und die Stärkung der Gesundheit.

Ein traditioneller Kräuterextrakt, den du zu Hause herstellen kannst, ist das sogenannte **Frühlingselixier**. Er wird in der Übergangszeit, von der kalten zur warmen Jahreszeit, zur Reinigung und Stärkung eingenommen. Falls du nicht alle Zutaten für das Rezept findest, solltest du auf folgende Kräuter nicht verzichten: Löwenzahn, Brennnessel, Brombeere, Weißdorn, Labkraut, Gänseblümchen. Um Frühlingskräuter zu extrahieren, die reich an Vitaminen, Chlorophyll und Enzymen sind, kann man eine Mischung aus Wasser, Alkohol und Honig als Lösungsmittel (1:1:1) verwenden.

Bereite dein „Frühlingselixier" zu

Steh an einem sonnigen Frühlingstag zeitig auf und mach dich auf den Weg, ausgerüstet mit einem Korb, einer Schere und Handschuhen. Sobald der Morgentau in der Landschaft verfliegt und die Blüten sich voll öffnen, kannst du folgende Heilkräuter sammeln: **Löwenzahnblätter und -blüten, Gänseblümchen, Brennnesselblätter, Löwenzahn- und Wegwartenwurzeln, Pappelknospen, Brombeerblätter, junge Haselnussblätter, Melissenblätter, Blätter der Wilden Minze, Dost, Schafgarbenblüten, frische Thymian- und Bohnenkrautspitzen, Labkraut- und Waldmeisterblüten, Weißdorn- und Schlehenblüten, Heckenrosenblüten und -blätter, Weidenrinde, Schlüsselblumen, jungen Ackerschachtelhalm, Weidenröschen, Gierschblätter.** *Erkundige dich bei einem erfahrenen Kräuterpädagogen oder Naturführer, was in deiner Gegend an Heilkräutern blüht und grünt, finde heraus, ob sie für dich und deine Familie auch geeignet sind.*

Breite die Ernte zuhause auf einem Tuch oder einem großen Papierbogen aus, entferne trockene Teile, Erdkrümel, kleine Steine,

Ameisen oder sonstige Insekten. Leg die sauberen Blätter, Blüten und Wurzeln auf ein Schneidebrett und hacke sie sehr fein. Lass die Pflanzendrogen nicht lange an der Luft stehen, sie oxydieren leicht und verlieren ihre Kraft. Gib alles in ein großes Glasgefäß, begieße mit Weingeist, Wasser und Honig zu gleichen Teilen und rühre gut um. Verschließe den Behälter und stelle ihn an einen warmen, dunklen Ort, schüttle täglich. Lass die Kräuter zehn Tage ziehen.

Filtriere zweimal, mit einem feinen Sieb und Filterpapier, fülle das fertige Elixier in dunkle Glasflaschen mit Tropfverschluss. Male ein schönes Etikett, versieh es mit dem Datum und den Namen der Kräuter. Nach dem Filtern und Abfüllen lässt du das Elixier am besten noch zwei Wochen lang ruhen, dann kannst du es für deine Kräuterreinigungs-Kur verwenden, indem du **täglich morgens und vor dem Mittagessen 10-20 Tropfen (je nach Körpergewicht) mit etwas Wasser oder Kräutertee** *einnimmst. Es regt die Lymphdrüsen, Leber, Galle und Nieren an, fördert die Ausscheidung und die Entschlackung. Nach einem Monat kannst du eine Woche pausieren und die Einnahme wiederholen.*

Dieser milde Auszug ist auch für ältere Menschen, werdende Mütter und Jugendliche (ab zwölf) geeignet, dabei wird die Dosis auf die Hälfte reduziert und die Tropfen bei der Einnahme etwas mehr verdünnt. Das Elixier ist ein Jahr lang haltbar. Du kannst es auch im Herbst zum Entschlacken verwenden, beginne Ende August und fahre bis Anfang Oktober fort.

3.
Grünkraft in der Ernährung

Ernähre dich während der Kräuterreinigungs-Kur überwiegend *basisch*. Verzichte auf säurebildende Lebensmittel, lass Fleisch immer öfter weg, wähle eiweißreiche Lebensmittel wie Hülsenfrüchte, Nüsse und Samen, frische Eier vom Bauern, Milchprodukte, hochwertiges Vollkorngetreide. Schränke den Konsum von Alkohol, weißem Zucker und Kaffee ein. Übrigens ist *jetzt* ein guter Zeitpunkt, endgültig mit dem Rauchen Schluss zu machen. Nikotin ist nicht nur lungenschädlich, sondern übersäuert den ganzen Organismus und nimmt den Zellen buchstäblich den Sauerstoff weg, es bilden sich vermehrt Freie Radikale.

Schaffe Momente der Harmonie in deinem Alltag. Auch bestimmte *Emotionen* können einen Organismus auf Dauer schädigen, daher solltest du Sorgen und Grübeleien nicht zu viel Raum geben. *Nähre und stärke dich, indem du dich in Wärme und Mitgefühl für dich selbst und deine*

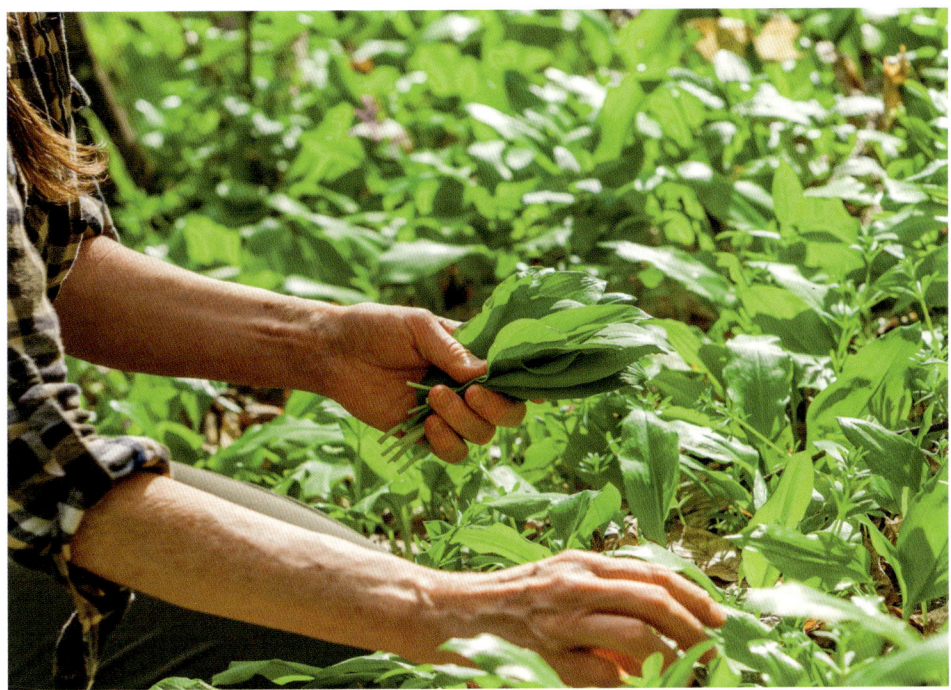

Bärlauchsammeln im Wald: Der Bärlauch *(Allium ursinum)* ist eines der ersten Heilkräuter im Frühjahr, dessen Blätter mit seinem Knoblauchduft von Maiglöckchen, die giftig sind, zu unterscheiden ist.

Umwelt übst, versuche, dich zu mögen und zu akzeptieren, auch wenn es gerade nicht so gut läuft.

Grünkraft aus frischen Kräutern

Ergänze deine tägliche Ernährung mit einer Portion belebender **Grünkraft**, von der schon die Heilige Hildegard von Bingen (1098-1179) sprach. Sie nannte sie „*Viriditas*"[9] und meinte damit jene vitalisierende, stärkende und lebenstragende Energie, die die besondere Heilkraft von Pflanzen und Kräutern ausmacht. In einer Zeit, in der man noch nicht von Wirkstoffen sprach, lag das Augenmerk auf dieser unsichtbaren, feinstofflichen Qualität der Pflanzen und ganz allgemein der Heilmittel.

Auch unsere Nahrung sollte reich an Lebensmitteln sein, die uns *Viriditas* übermitteln.

So wird deine Ernährung täglich reicher an frischer Grünkraft, um die **Kraft der grünen Resilienz** zu steigern:

* Verwende *frische Kräuter* aus dem Garten und von der Wiese, lerne, wie du gegarte und rohe Gerichte mit frischen und getrockneten Wildkräutern verfeinern kannst. Beginne mit bekannten Arten wie Salbei, Dill, Basilikum oder Schnittlauch, verwende Petersilie, Rucola, Rosmarin und Fenchel. Baue sie in deinen Speiseplan ein – geringe Mengen an Kräutern, täglich angewendet, haben einen großen Effekt!
* Informiere dich in deiner Gegend über *wildwachsende Arten*, nimm an Wanderungen teil, sammle immer an unberührten Orten, fernab von intensiver Landwirtschaft und befahrenen Straßen. Frage auch ältere Menschen, ob sie sich an traditionelle „Blutreinigungs"-Kräuter erinnern, die schon früher bekannt waren für die Kräuterreinigung.
* Kaufe Bio-Samen ein, um *deine eigenen Wildkräuter und Gewürzpflanzen* zu ziehen, stelle bunte Kübel und Töpfe auf den Balkon oder die Terrasse. Auch auf dem Fensterbrett sehen Küchenkräuter schön aus, sie machen gute Laune!
* Ziehe *frische Sprossen* aus Leinsamen oder Brunnenkresse, besonders in der kalten Jahreszeit sind sie echte Lebensspender.

Kaufe saisonal und regional ein

*Deine Nahrung sollte so lebendig, frisch und lokal
wie möglich sein.*

Es gibt mittlerweile in jeder Region wöchentliche Bauernmärkte, wo du frisch geerntetes Gemüse, Getreide, Nüsse, Käse, Eier oder Fleisch von **lokalen, regionalen Erzeugern** findest. Erkundige dich nach lokalen, frisch gemahlenen Getreidearten, Getreidemehle sollten nicht zu fein vermahlen werden. Unterstütze die biologischen und biodynamischen Landwirte deiner Gegend, viele liefern ihre Waren auch nach Hause. In **selbstverwalteten Einkaufsgemeinschaften** kannst du Lebensmittel direkt vom Erzeuger kaufen. Wenn du über einen eigenen Garten verfügst, lege ein Hochbeet für Salate, Gemüse, Blumen und Küchenkräuter an, pflanze ein Obstbäumchen und ein paar Beerensträucher und genieße die Natur vor deiner Haustür im Rhythmus der Jahreszeiten.

Kräuterfasten – Zeit für Leichtigkeit, Reinigung und Erholung

Um die Kräuterreinigungs-Kur zu unterstützen, lohnt es sich, in regelmäßigen Abständen auf die gewohnte Kost zu verzichten und stattdessen wenig oder gar nichts zu essen und viel zu trinken. Es muss kein volles Fasten sein, es genügen halbe Tage oder mehrere Stunden (Intervallfasten). Es folgen einige Tipps für die Praxis des **Kräuterfastens**, wichtig ist die Verwendung von **frischen und getrockneten Kräutern** für die Zubereitung von Tees, Suppen, Umschlägen und Bädern.

* Nimm einen Tag lang nur saisonfrisches Obst oder Gemüse zu dir, kleine Portionen, gut gekaut, roh im Sommer, gerne auch gekocht im Winter. Stelle dir eine große Thermoskanne Kräutertee bereit. Massiere, wenn du dich danach fühlst, Hände und Stirn mit einem guten Kräuteröl. Halte die Füße warm, nimm ein Vollbad, geh früh schlafen.
* Verzehre einen Tag lang nur gut gekochten Vollkornreis, soviel du magst. Kaufe Reis in bester Bio-Qualität ein, verwende beim Kochen

wenig Salz. Gib zum Schluss etwas natives Olivenöl und einen Esslöffel Sesamsamen dazu. Iss auch hier kleine Portionen, begleite sie mit Kräutertee oder einer Tasse heißer Gemüsebrühe mit frischen Kräutern.

* Für Fastenmuffel: Anstelle des gewohnten Abendessens trinkst du einmal die Woche zwei große Tassen selbstgemachte Gemüsesuppe (ohne Nudeln oder Getreide) mit frischem Ingwer oder Schnittlauch gewürzt. Kaue zwei Scheiben Dinkelvollkornbrot langsam, speichle gut ein. Lege vor dem Zubettgehen einen Leberwickel auf.
* Finde deinen Rhythmus, um einen ganzen oder einen halben Fastentag einzulegen. Decke dich mit duftenden Kräutern für Tees und Bäder, frische Säfte ein und genieße die Auszeit. In kurzer Zeit wirkt sich das Kräuterfasten spürbar auf Stoffwechsel, Haut, Schlaf, Blutzucker, Drüsensystem aus, dein Körpergefühl wird besser, denn du fühlst dich insgesamt leichter.

4.
Äußerliche Anwendungen

Eine ausgewogene Ernährung und die passenden Heilpflanzenextrakte und Kräutertees, dies sind sozusagen die grundlegenden Schritte für eine gelungene Kräuterreinigungs-Kur. Unterstütze deine *grüne Resilienz* auch durch **äußerliche Anwendungen**. Die heilende und stärkende Kraft der Pflanzen wird nicht nur über die innere Einnahme von Heilmitteln oder Tees aufgenommen. Das Inhalieren von Düften, Bäder für verschiedene Körperbereiche, Einreibungen mit natürlichen Substanzen wie Salz, Wasser, Kräutertees, Hydrolate, Naturseife sind zuverlässige Methoden, um deinen Körper besser zu stärken und zu verwöhnen. Generell solltest du **bei äußerlichen Anwendungen niemals in Eile sein,** denn Stress würde den heilsamen Effekt erheblich mindern. Wichtig sind also eine **angenehme Zimmertemperatur und genügend Ruhe**.

Inhalation

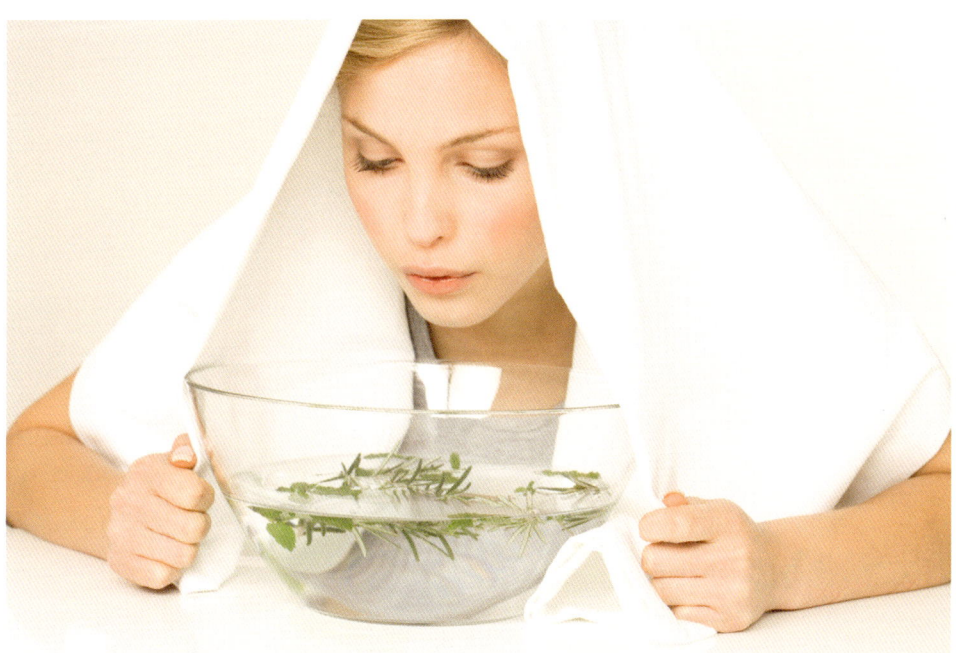

Natürliche Reinigung der Nasenschleimhaut

Wie tief atmest du ein? Oder ist deine Atmung eher flach? Läuft deine Nase öfters, leidest du unter trockener Nasenschleimhaut? Kannst du den Duft der Welt, der dich umgibt, auch richtig wahrnehmen? Die Nase ist das Eingangstor zu unserem Organismus, sie bedarf während der Kräuterreinigungs-Kur besonderer Pflege. Deshalb reinigen wir die Nasenschleimhaut schonend und gründlich, entweder mithilfe einer Nasendusche („Neti-Kännchen") und Salzwasser oder Kräutertee oder mit einem elektrischen Gerät (kalter Dampf kann besonders schonend für die Schleimhaut sein).

Für die **tägliche Nasenspülung** eignet sich die altbewährte Methode des Hochziehens und Spülens. *Dazu füllst du eine Schüssel mit lauwarmem Wasser, gibst einen Esslöffel Salzlösung dazu und spülst beide Nasenlöcher, indem du das Wasser hochziehst und wieder ausbläst. Um gleichzeitig auch den Rachen zu pflegen, kannst du zum Schluss mit Wasser oder Salbeitee gurgeln.*

Rezept für eine konzentrierte Salzlösung zum Inhalieren oder Reinigen der Atemwege: Gib 370 Gramm grobes, nicht raffiniertes und jodfreies Salz in eine große Glasflasche, fülle mit einem Liter abgekochtem Wasser auf und schüttle gut, bis sich das Salz auflöst. Lass die Lösung einen Tag lang ruhen. Einige Salzkristalle bleiben oft ungelöst auf dem Boden der Flasche und zeigen an, dass die Salzlösung gesättigt ist. Vor Gebrauch unbedingt verdünnen!

Natürliche Reinigung der Mundhöhle

Praktiziere das traditionelle „Ölziehen", indem du vorzugsweise am Morgen vor dem Frühstück zehn Minuten lang einen Esslöffel Sesam- oder Sonnenblumenöl im Mund hin und her bewegst.

Das Ölkauen und -ziehen reinigt die Zwischenräume der Zähne, die Zunge, die Schleimhäute des Gaumens und des Rachens und festigt das Zahnfleisch. Das Öl anschließend in ein Papiertaschentuch ausspucken und zum Kompostmüll geben. Nach dem Ölziehen werden Zähne und Zunge mit einer weichen Zahnbürste und natürlicher Zahncreme gereinigt.

Putze die Zähne und das Zahnfleisch zwei- bis dreimal wöchentlich mit einem **Kräuterzahnpulver** aus eigener Herstellung:

Kräuterzahnpulver

Pulverisiere eine Handvoll getrocknete Salbeiblätter, gib zwei Esslöffel feines Meersalz und wenige Tropfen ätherisches Zitronenöl dazu, mische gut und bewahre das Pulver in einem Glastiegel auf. Das Kräuterzahnpulver reinigt die Zähne gründlich, massiert sanft das Zahnfleisch und hilft gegen Zahnfleischbluten. Die Reinigung mit diesem Kräuterzahnpulver ist besonders während einer Grippewelle empfehlenswert, da es die ganze Mundhöhle desinfiziert und vor Krankheitserregern schützt.

Zum Spülen und Gurgeln kannst du eine desinfizierende Kräuter-Mund- und Rachenlösung herstellen:

Konzentrierte Lösung für Mund und Rachen

* *200 ml Hydrolat (wahlweise Salbei, Myrte, Lorbeer)*
* *50 ml Ringelblumen-Urtinktur*
* *30 Tropfen ätherisches Zitronenöl*
* *10 Tropfen ätherisches Salbeiöl*
* *5 Tropfen ätherisches Minzöl*

Mische alle Zutaten in einer Braunglasflasche, verschüttle eine Minute lang. Vor Gebrauch jedes Mal kurz schütteln. Verwende die Lotion morgens und abends nach dem Zähneputzen, sie festigt das Zahnfleisch, beugt Zahnfleischbluten vor und wirkt keimwidrig.

Ohrmassage

Während der Kräuterreinigungs-Kur werden auch die Ohren sanft massiert. Die **Ohrmuscheln** kommen in der Körperpflege oft zu kurz, aber aus der Naturheilkunde wissen wir, dass sich im Ohr der ganze Organismus widerspiegelt (**Reflexzonentherapie**).

Verwende zur Massage ein paar Tropfen Johanniskraut- oder Ringelblumenöl oder etwas Rosmarinölauszug. Wärme das Öl leicht an, beginne bei den Ohrläppchen und knete die ganze Ohrmuschel gut durch. Die tägliche Ohrmassage unterstützt den Reinigungsprozess und hilft auf angenehme Weise, Verspannungen im Nacken- und Kopfbereich zu lindern.

„Trockene Massage" des Bauchraumes

Diese **einfache Bauchmassage** hilft, Spannungen abzubauen und Krämpfen vorzubeugen, die Leber- und Darmtätigkeit anzuregen und zu einem Gefühl der inneren Wärme und Ruhe zurückzufinden.

Leg dich vor dem Essen flach auf den Rücken. Mach den Oberkörper frei und lege beide Hände (gut warm) auf den Bauch. Taste ihn ab: den unteren Bauch, den Nabel, das Sonnengeflecht und die Magengegend, den Bereich der Leber unter den Rippen. Nun kreist du mit beiden Händen und massierst dabei sanft den ganzen Bauchraum, vom Brustbein ausgehend bis hinunter zum Schambein und wieder zurück, insgesamt 40-mal im Uhrzeigersinn. Atme ein paar Mal genussvoll ein und aus, tief und langsam. Setze dich wieder auf.

Einreibungen

Während einer Kräuterreinigungs-Kur helfen tägliche Einreibungen, den Stoffwechsel anzuregen, unsere Wärmehülle zu stärken und das allgemeine Körpergefühl zu verbessern. Verwendet werden dazu ausschließlich Natursubstanzen wie Pflanzenhydrolate und Kräutertinkturen, Kräutertees, Naturessig, Natron- oder Salzlösung, ätherische Öle. Besonders in Grippezeiten sind **Einreibungen mit aromatischen Hydrolaten und ätherischen Ölen** empfehlenswert. Weitere Einreibungen, zum Beispiel mit Lavendel, Rosenholz oder Rosengeranie, helfen, Nervosität abzubauen, den Geist zu klären und zur Ruhe zu kommen. Reinigende und entspannende Einreibungen sind für Kinder und Erwachsene geeignet.

Für deine Einreibungen kannst du selbst Lotionen herstellen, die wunderbar duften und auf dich abgestimmt sind. Das folgende Rezept enthält viel Lavendel und Rosmarin, wirkt anregend, kräftigend und ausgleichend.

Reibe dich während der Kräuterreinigungs-Kur mit der tonisierenden Lotion täglich ein, am besten morgens vor dem Frühstück. Auch nach der Kräuterreinigung kannst du die Einreibung am ganzen Körper durchführen, besonders im Hochsommer, wenn es sehr heiß ist. Sie kurbelt den Kreislauf an und hilft bei schweren Beinen nach langem Stehen oder Sitzen.

Tonisierende Kräuterlotion für Einreibungen

* 500 ml *Lavendelhydrolat*[10]
* 450 ml *Rosmarinhydrolat*
* 30 ml *Lavendeltinktur*
* 20 ml *Rosmarintinktur*
* 30 Tropfen ätherisches Lavendelöl, 20 Tropfen ätherisches Grapefruitöl, 10 Tropfen ätherisches Lorbeeröl, 10 Tropfen ätherisches Salbeiöl, 3 Tropfen ätherisches Immortellenöl

Mische die Zutaten in einer Braunglasflasche und verschüttle sie mindestens drei Minuten lang. Verteile die Lotion auf vier gut verschließbare Flaschen (250 Milliliter), bewahre sie kühl und lichtgeschützt auf. Vor Gebrauch jedes Mal gut schütteln. Gib die tonisierende Lotion auf einen Schwammhandschuh und reibe den ganzen Körper damit kräftig ab. Beginne immer bei den Füßen und Beinen und massiere in Richtung Herz.

Kräuterfußbad

Während einer Kräuterreinigungs-Kur sind **Fußbäder** mit Pflanzenölen, Hydrolaten und ätherischen Ölen wichtig, da die Entgiftung auch über unsere Füße stattfindet. Zwei- bis dreimal pro Woche tauchst du die Füße zehn Minuten lang in angenehm warmes Wasser, die Wassertemperatur sollte 38 Grad Celsius nicht überschreiten, um die Venen nicht zu belasten. Im Sommer kann das Badewasser auch kühler sein. Nach dem Fußbad trocknest du die Füße und Waden nicht ab, sondern ziehst warme Wollsocken an (Baumwolle im Sommer). Mach es dir im Sitzen oder Liegen gemütlich, denn eine viertelstündige Pause ist Teil der Übung!

Wenn du entspannende ätherische Öle wie Echten Lavendel, Rosengeranie, Zeder oder Ylang Ylang verwendest, hilft dir ein Fußbad auch beim Einschlafen. Frische Noten, zum Beispiel aus der Familie der Zitrusgewächse, regen an und erhöhen die Konzentration. Ätherisches Zypressenöl stärkt die Venen und entlastet müde Beine.

Kräuterfußbad-Essenz

Für die Herstellung der Fußbadessenz gibst du 50 Tropfen ätherisches Zypressenöl und zehn Tropfen ätherisches Zitronenöl in eine Braunglasflasche, fügst 20 Milliliter Sonnenblumen- oder Sesamöl und 80 Milliliter Pflanzenhydrolat (siehe Seite 127) hinzu. Verschüttle die Flüssigkeit gut, auch vor jedem Gebrauch. Für ein wohliges Fußbad gibst du einen Esslöffel der Kräuterfußbad-Essenz in das warme Wasser. Durch den Fettgehalt wirkt es gleichzeitig pflegend und nährend, beugt Hornhautbildung und Hühneraugen vor. Massiere deine Füße beim Abtrocknen energisch, trage eine leichte Feuchtigkeitslotion auf.

5.
Bewegung

Bewege dich während der Kräuterreinigungs-Kur jeden Tag an der frischen Luft: Geh spazieren oder jogge, wähle Orte der Stille im Wald, in Parks. Suche einfache, ländliche, verkehrsarme Gegenden in deiner Umgebung auf. Es muss kein auffallend schöner oder berühmter Ort sein, wichtig ist, dass er voller Leben ist, mit wildwachsenden Blumen, Hecken oder großen Bäumen.

Mache es dir zur Gewohnheit, dass du bei *jedem Wetter* hinausgehst. Atme die frische Luft tief ein und aus, schau dich um, lass den Himmel, das Wetter, die Stimmung der Jahreszeit auf dich wirken.

Sammle Eindrücke und heilsame Impulse aus der Natur, sie stehen dir allezeit zur Verfügung und tragen zur Salutogenese und zu deinen inneren Resilienzkräften bei, genauso wie die Kräuter am Wegesrand.

Erholsame Wanderung in freier Natur

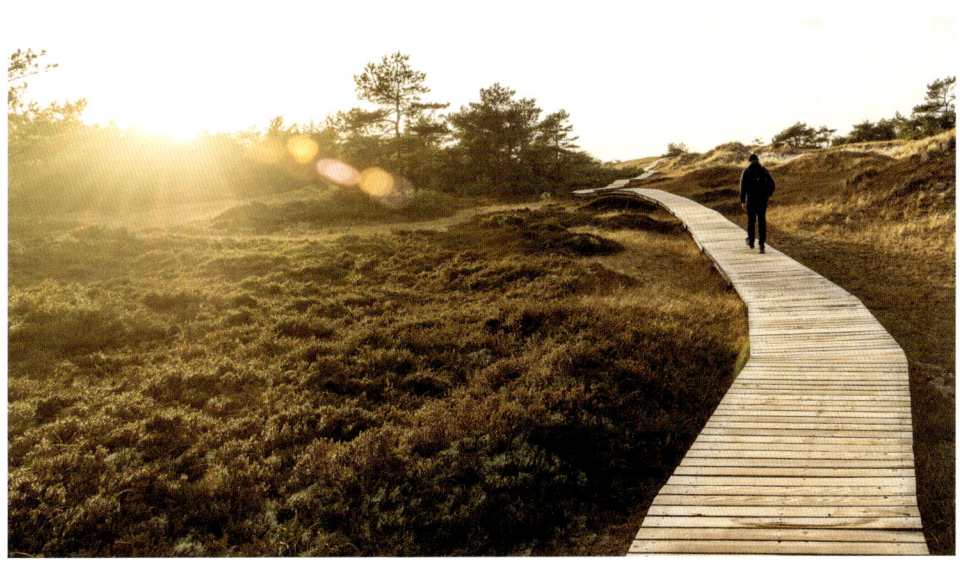

Eine weitere Möglichkeit, heilsame Kräfte in der Natur und der Pflanzenwelt zu tanken, besteht darin, dich um deinen **Garten** zu kümmern. Auch ein kleiner **Balkon** kann deine grüne Oase werden. Hier widmest du dich ganz frei deinen Kräutern und Pflanzen und kannst ihre vielen Besucher, Schmetterlinge, Bienen, Hummeln, kennenlernen. Lege duftende Blumenbeete an, pflanze bunte Sträucher oder ein Apfelbäumchen, wähle sogenannte alte Sorten, die oft widerstandsfähiger sind als moderne Arten. Schmücke dein **Fensterbrett** mit winterfesten Pflanzenkübeln, Küchenkräutern und Ringelblumen.

Bei schlechtem Wetter kannst du zu Hause **Yoga, Tai-Chi oder Eurythmie** machen. Du magst nicht turnen, liebst keine festgelegten Übungen? Lege einfach deine Lieblingsmusik auf und **tanze** danach! Dehne dich genüsslich, nimm ein Seil und … spring ausgelassen wie ein Kind. Für ein kurzes, tägliches Training musst du nicht unbedingt ins Fitnessstudio, gesunde Bewegung kannst du draußen in der Natur oder daheim praktizieren. Im Sinne der Kräuterreinigungs-Kur ist es wichtig, dass du deinem eigenen Rhythmus folgen kannst und achtsam wahrnimmst, wie dankbar dein Körper und dein Geist auf gesunde Bewegung reagieren.

6.
Entspannung

Bei einer Kräuterreinigungs-Kur bringen gesunde Ernährung, pflanzliche Heilmittel und äußere Anwendungen den Organismus ordentlich in Schwung. Es findet eine tiefgreifende Regeneration statt, dein Körper entschlackt, und das Nervensystem kann sich erholen. Bewegung, Ruhepausen, mehr Sauerstoff, vitaminreiche und lebendige Kost, wertvolle Kräuterpräparate, äußerliche Anwendungen, so wie sie hier beschrieben sind, stärken den resilienten Teil in uns: unsere natürlichen „Gesundheitskräfte".

In diesem Prozess sind Entspannung und Ruhepausen außerordentlich wichtig, sowohl für die inneren Organe und unsere Körperfunktionen in der Reinigungszeit als auch für unser Gemüt und unsere emotionale Welt. Während dieser Zeit kommen wir mit uns mehr in Kontakt als sonst, und es braucht Zeit, um nachzuspüren, wahrzunehmen oder einfach die Seele baumeln zu lassen und zu ruhen.

Entspannung pur: in einer Hängematte am Meer

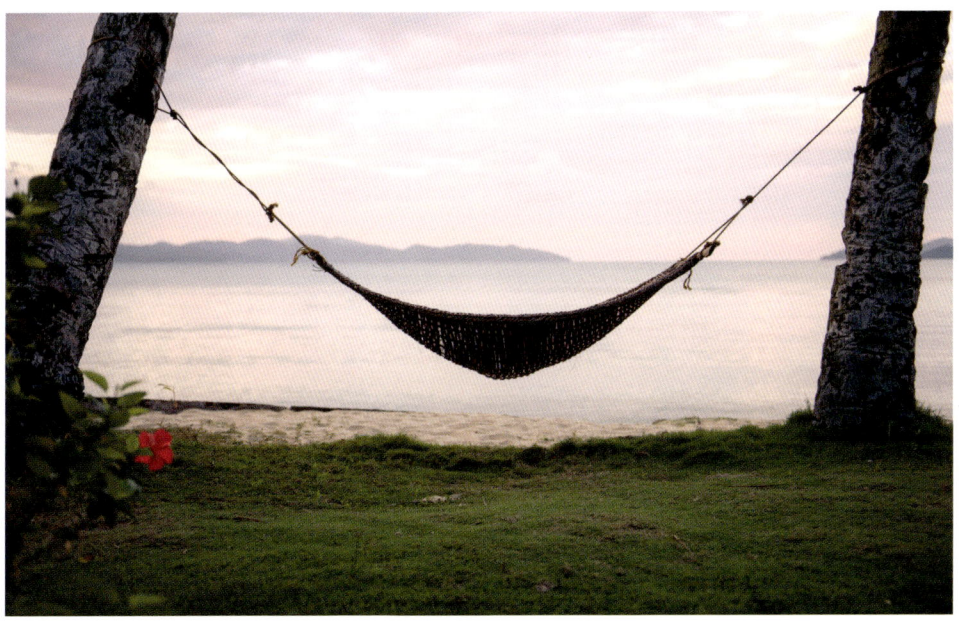

* Nimm dir jeden Tag ein wenig Zeit und schreibe deine Erfahrungen auf, erstelle ein „**Resilienz-Tagebuch**". Verwende Farben und zeichne, du musst nicht immer schreiben. Such dir Inspirationen aus der Welt des „Journaling".[11]
* Mache **Pausen**: Gönne dir nach den Mahlzeiten, insbesondere nach dem Mittagessen, *zehn Minuten Ruhe*. Setze oder lege dich hin, atme, leg das Handy weg. Ruhe ist für eine gute Entschlackung unerlässlich!
* **Pflege deinen Schlaf und die Welt der Träume,** denn Schlaf ist wichtig, um unseren Organismus zu regenerieren. Im Schlaf werden das Nervensystem und der Körper, aber auch unsere *Lebenskräfte* gestärkt. Während der Kräuterreinigungs-Kur können nachts neue Träume auftauchen als Signale deiner Seele. **Blättere in deinen Träumen wie in einem Buch.** Urteile nicht vorschnell, versuche nicht, den Inhalt zu analysieren, sondern lass die Bilder einfach kommen und schau sie dir in Ruhe an. Träume sind Geschichten, aus denen man lernen oder die man loslassen kann. Wenn du magst, kannst du deine Träume im „Resilienz-Tagebuch" festhalten.
* Suche dir geeignete **Düfte** für deine Nachtruhe, deine Regeneration aus. Verwende reine ätherische Öle mit entspannender Wirkung wie Geranie, Echter Lavendel, Neroli, Weißtanne oder Atlas-Zeder. Massiere deine Brust mit einer Lavendel-Rosensalbe oder einer duftenden Ölmischung. Wähle **Naturfasern** für deine Nachtbekleidung und die Bettwäsche, lüfte das Schlafzimmer vor dem Zubettgehen, lass an sonnigen Tagen Decken und Kissen ein paar Stunden an der frischen Luft. Leg abends Sorgen und Ärger beiseite, schließe den Tag mit einem Gebet, einer kurzen Meditation oder einfach mit Dankbarkeit für dein Dasein ab.
* Genieße zum Entspannen eine Tasse **Kräutertee mit Honig** und etwas natürlicher **Vanille**. Gönne dir kleine Rituale der Achtsamkeit, leg einen Steinfindling oder einen Rosenquarz auf deinen Nachttisch oder eine Muschel, die du am Meer gefunden hast, fülle eine kleine Schale mit grobem Meersalz und Lavendelblüten. Gib ein paar Tropfen **Melissengeist** auf ein Taschentuch und rieche daran vor dem Einschlafen.

* Lerne einfache **Entspannungstechniken,** die dir guttun und zu deinem Alltag passen. Du solltest sie leicht einhalten können und zwar nicht aus Zwang, sondern aus purem Genuss an der Stille und dem Durchatmen, auch nur für fünf Minuten!
* Höre sanfte Flötenmusik, summe ein Mantra, stimme leise ein Lied an, das dir Ruhe vermittelt. Morgens und abends kannst du dich ein paar Minuten lang auf deinen Atem konzentrieren, spüre, wie sich Bauch- und Lungenraum weiten, wie dein Herz schlägt. Vor allem in der Anfangsphase der Kräuterreinigungs-Kur könntest du eine leichte Unruhe spüren, sie verfliegt rasch, während der Organismus sich erholt.

7.
Meditation

Das Wort „Meditieren" kommt aus dem Lateinischen „mederi" (heilen) und dem Altgriechischen μελετάω (sich konzentrieren, nachdenken, reflektieren).

Den Geist fokussieren, die Emotionen beruhigen, in die eigene Mitte kommen: Regelmäßiges Meditieren unterstützt nachweislich unsere Gesundheit. Während einer Kräuterreinigungs-Kur schafft Meditation den richtigen **Freiraum**, um Körper, Seele und Geist miteinander in Einklang zu bringen. In Stille und Konzentration richten wir uns innerlich auf, auch in schwierigen Zeiten, und entwickeln Resilienz.

Es gibt verschiedene Meditationsmethoden, man kann sie zum Beispiel in einer guten Schule von einem erfahrenen Meditationslehrer erlernen. Manche „historische" Techniken haben einen spirituellen Hintergrund,

Yoga in den Bergen: Meditation bei Sonnenaufgang

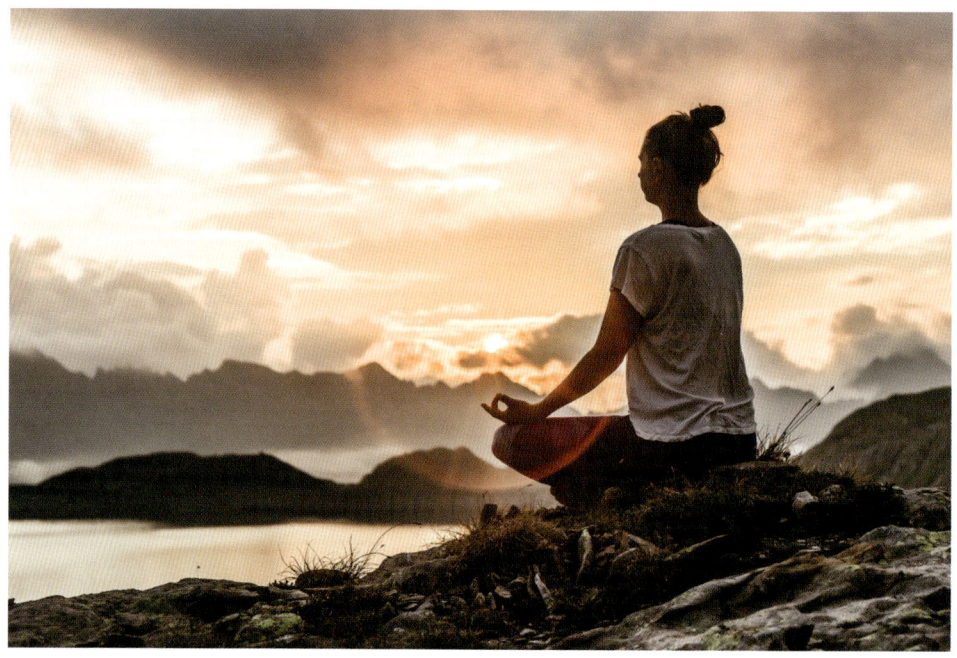

zum Beispiel die sogenannte Vipassana-Meditation aus dem Buddhismus oder gewisse Meditationstechniken aus dem Hinduismus. Auch christliche Meditationsformen werden gelehrt, sie können Teil des eigenen Glaubenswegs werden. Es ist aber wichtig zu wissen, dass Meditation von sich aus nicht religiös ausgerichtet sein muss.

Eine aktuelle Form in Richtung Meditation ist das sogenannte **Achtsamkeitstraining (Mindfulness Based Stress Reduction, MBSR)**[12]. Man lernt die verschiedenen Schritte in einem Ausbildungskurs und übt allein oder in der Gruppe weiter. Diese Technik wird auch gezielt bei der Behandlung von akuter Erschöpfung (Burn-out-Syndrom), gewissen Traumen (Posttraumatisches Syndrom) und in der Krebstherapie eingesetzt.

Einige Meditationsmethoden, die du praktizieren kannst:
* Buddhistische Meditation
* Christliche Meditation
* Zen-Meditation
* Anthroposophische Meditation
* Meditationen, die Mantren oder spirituelle Texte zum Inhalt haben
* Sufi-Meditation
* Gehende Meditation, Meditation in Bewegung
* Meditatives Tanzen
* Meditatives Malen (z.B. Mandala-Malen)
* Klangmeditation

Lerne eine Meditationsart, die zu deinem Temperament und Lebensstil passt. Überlege, ob du gerne früh aufstehst, dann kannst du morgens 10-20 Minuten lang praktizieren. Du könntest mit der Unterstützung eines Lehrers eine Meditationsgruppe gründen, wenn du gerne in einer Gemeinschaft meditierst.

Verbinde Meditation auch mit deinen Pflanzenbetrachtungen und der alltäglichen Verwendung von Heilkräutern. Die kontemplative Erfahrung der Natur beruht auf der uralten, angeborenen Fähigkeit des Menschen, die eigene Wahrnehmung zu erweitern. Durch die Praxis der Meditation und der Kontemplation schärfen sich unsere Sinne, wird der Geist klarer und die Seele weiter. So können wir resilient auf die Anforderungen des Lebens antworten.

Der Begriff „Resilienz" wird im folgenden Artikel ab Seite 140 vom italienischen Psychologen und Psychotherapeuten Marco Ceppi als eine der innermenschlichsten geistigen Fähigkeiten von verschiedenen Seiten her beleuchtet.

8.
Die ganzheitliche Erfahrung des „Wildkräuterbadens"

Ein „Kräuterbad" im Apennin: Ein Frühsommermorgen bei schönstem Wetter, wie gewohnt gehe ich hinaus in die Natur, bevor der Alltag beginnt. Es hat seit mehreren Tagen nicht mehr geregnet, aber heute soll eine Schlechtwetterfront im Anmarsch sein. Der Luftdruck sinkt spürbar, die Düfte der Pflanzen bleiben in Bodennähe, es ist sehr still. Würzige Aromen erfüllen die Luft in der mediterranen Landschaft, die ersten Ginsterblüten senden ihre Süße weit in die Umgebung hinaus. Ein paar Tropfen – es beginnt zu regnen! Das Grün der frühlingsfrischen Blätter leuchtet, ein leichter Nebel steigt vom Tal auf, die Erde auf den Äckern nimmt die Feuchtigkeit dankbar auf. Ich fühle, wie mein Körper vom Gehen warm wird: Wie ein Mantel legt sich die Wärme um meine Schultern. Im Wald atmet meine Haut die feuchte Luft ein, ein wohltuendes Gefühl nach der langen Trockenheit. Der moschusartige Duft der Erde, der nassen Stämme wirkt beruhigend. Meine Schritte werden immer regelmäßiger, ebenso Atmung und Herzschlag. Ich fühle mich vollkommen gegenwärtig, die Sinne öffnen sich für die Landschaft, den Klang des leichten Regens, das Knirschen der Steine unter meinen Schuhsohlen. Auch die Gedanken werden ruhiger. Während ich ruhig ein- und ausatme, wird mir bewusst, wie sehr uns diese unendliche Fülle der Natur an Düften, Farben, Sinneseindrücken und Stimmungen bereichern kann. Voller Dankbarkeit spüre ich: Wir sind Landschaft, und die Landschaft ist in uns.

Ob in einer Hügel- oder Berglandschaft, im Park, auf Feldwegen, an einem Wasserfall oder im Wald, regelmäßige Spaziergänge in der Natur haben eine spürbar heilsame Wirkung auf die Atemwege, die Herzfrequenz, den Blutzuckerspiegel, das Hormonsystem und das Immunsystem. In Anlehnung an die ursprünglich aus Japan stammende Methode des „Waldbadens"[15], auch „Shinrin-yoku", wollen wir ganz im

Sinne einer „grünen Resilienz" das bewusste Naturerleben sowie das Betrachten und Verwenden von Heilpflanzen und Kräutern „Kräuterbaden" nennen.

Bäume, Kräuter, Blütenpflanzen, sogar Flechten und Pilze senden bekanntlich gewisse Substanzen aus, unter anderem auch Terpene, die die Produktion von Leukozyten in unserem Organismus anregen. Diese werden heute sogar als „Killerzellen" bezeichnet, da sie gegen Entzündungszustände in unserem Körper aktiv sind und unsere Abwehrkräfte steigern. Es geht jedoch *nicht nur* um einzelne Substanzen, die da wirken. Je gesünder eine Landschaft ist, je höher die Biodiversität, die Vielfalt an Pflanzen und Tieren, desto stärker erleben wir sie körperlich und seelisch als eine heilsam wirkende Ganzheit.

Im Mittelalter sprach man von der **„Vis medicatrix naturae"** (Hippokrates), der heilenden Kraft der Natur. Jede Pflanze, jedes Kräutlein sei von einer besonderen Lebenskraft durchdrungen. Dank dieser Lebenskraft richten sich die Pflanzen auf, sie wachsen und gedeihen, bilden Wurzeln, Blätter, Blüten und Früchte für Tier und Mensch.

Ein „Wildkräuter- und Heilpflanzenbad" in regelmäßigen Abständen hilft in Zeiten der Verwirrung, bei Niedergeschlagenheit und wenn es darum geht, von einer Krise zu gesunden.

Am Waldrand und im Wald, auf Wiesen, Weiden, an Flüssen und Seen gedeihen Pflanzen und Heilkräuter, die reich an aktiven Inhaltsstoffen sind. Sie beleben deinen Organismus und unterstützen salutogenetische Prozesse, nicht nur in Form von Teedrogen oder Extrakten zum Einnehmen oder Einreiben. Sie wirken auch heilend und stärkend, wenn du dich an einem natürlichen Standort aufhältst, im Freien arbeitest oder Kräuter sammelst, spazieren gehst.

*Heil- und Duftpflanzen, Bäume, Hecken, Wildkräuter verschiedenster Art in ihrem Lebensraum zu erleben, bewusst **in ihren Lebensraum einzutauchen**, wenn sich ringsum Sorgen und Mühen auftürmen wie Gewitterwolken, dich frohen Mutes mit der Natur und den Elementen zu verbinden, das ist **grüne Kräuterresilienz**.*

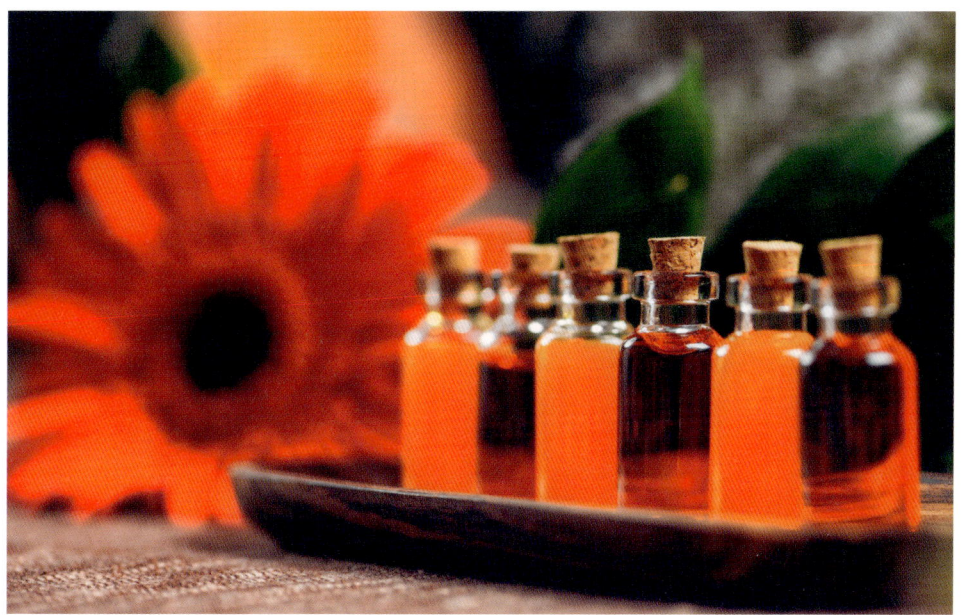

Verschiedene Öle

Geistige Widerstandsfähigkeit und Resilienz
von Marco Ceppi, Dipl.-Psych.[13]

Der Begriff „**Resilienz**" leitet sich vom lateinischen Wort „resilire" (abspringen, zurückprallen) ab. Der Begriff wird zum Beispiel in der Physik und im Ingenieurwesen angewendet. Er beschreibt die Eigenschaft eines Metalls, einen Schlag zu absorbieren, ohne zu brechen. Unter diesem Gesichtspunkt ist Resilienz die Qualität eines Prozesses, während er stattfindet.

Seit Jahren kommt der Begriff auch in Studien und Definitionen der Psychologie vor. Angesichts der emotionalen Prozesse, die ein Mensch in seinem Inneren bei Erschütterungen und Leid erlebt, spricht man davon, dass solche negativen Erfahrungen auf eine *resiliente* Weise überwunden werden können.

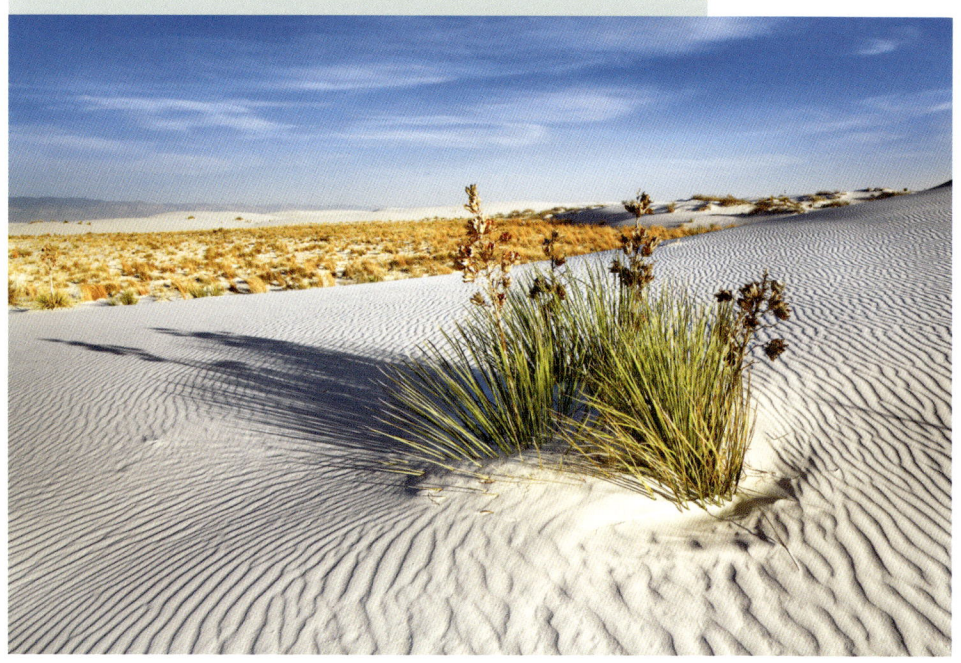

Ressourcen optimal genutzt: Pflanzen in der Wüste

Resilienz wäre also die Fähigkeit eines Menschen, bei Traumata und Schocks Widerstand zu leisten, und zwar auf eine Art und Weise, die es ihm ermöglicht, einerseits Schwierigkeiten zu überwinden und andererseits auf seinem existentiellen Wachstum fortzuschreiten.

Eine weiterführende Definition von Resilienz wurde wegbereitend von dem österreichischen Arzt und Psychiater Viktor Emil Frankl (1905 - 1997) aufgezeigt und beschrieben. Der Begriff, mit dem er diese Qualität zum Ausdruck brachte, war die *Widerstandsfähigkeit des Geistes*. Er beschrieb damit eine angeborene menschliche Fähigkeit, auf dramatische, stressige, negative Situationen zu reagieren. Die Widerstandskraft des Geistes ist eine existentielle Dimension, eine innere Freiheit des Menschen, der angesichts eines unvermeidlichen Leidens, einer Krise, eines Trauerfalls, einer Krankheit oder eines Schmerzes in der Lage ist, sich dem zu stellen, es zu akzeptieren, sich anders zu verhalten und eine Veränderung herbeizuführen, wenn er es will.

In den schwierigsten Momenten des Lebens ermöglicht die Widerstandskraft des Geistes es einem Menschen, seinem Schicksal entgegenzutreten, den eigenen Zustand qualitativ zu verändern und daran zu wachsen.

Gerade das *Wesensmerkmal des persönlichen Wachstums* ist es, welches die Widerstandskraft des Geistes als eine einzigartige und unersetzliche Eigenschaft eines Menschen legitimiert, der, selbstbestimmt, die eigene Entwicklung lenkt.

Resilienz bedeutet also, dass es einem Menschen, der mit Schwierigkeiten konfrontiert wird, gelingt, diese an ihm „abprallen" zu lassen, Widerstand zu leisten, ohne zu zerbrechen oder im Leiden zu verharren, und dass er es vermag, trotz (oder gerade dank) der Hindernisse und Schwierigkeiten zu wachsen, sich zu entwickeln, er selbst zu werden. Wie der Philosoph Blaise Pascal (1623-1662) feststellte, *wächst der Mensch unendlich weit über den Menschen hinaus.*

Heute ist der Begriff Resilienz für diese menschliche Fähigkeit allgemein üblich und anerkannt. Aureliano Pacciolla, Logopäde und Schüler von Viktor Frankl, schlägt in seiner Arbeit über die Studien und Definitionen der Resilienz folgende Unterteilung vor, auch im Hinblick auf das Konzept der Widerstandskraft des Geistes.

Resilienz ist
1) **biologisch**, wenn sie sich auf menschliche biologische Mechanismen bezieht und angeboren ist;
2) **psychologisch**, wenn sie sich auf Umweltbedingungen bezieht und demzufolge durch Erziehung und Kultur erworben wird; da der Mensch, wie Ernst Cassirer sagt, ein „animal symbolicum" ist, kommt er mit einer von der Natur vorgegebenen genetischen und organischen Ausstattung auf die Welt, erschafft jedoch die eigene Kultur durch Symbole und deren Vorstellung;
3) **noetischer** (von „noesis", griechisch das Denken) **oder spiritueller Art**, wenn Resilienz Ausdruck der angeborenen Widerstandskraft des Geistes ist. Ein Mensch, der über eine noetische Resilienz verfügt, entwickelt sich trotz Widrigkeiten (Einschränkungen, Stress, Traumata) weiter und verfolgt seine Lebensziele, indem er sich den entgegenwirkenden Kräften stellt, die in seinem Handlungsfeld auftreten können.

Um den Begriff der Widerstandskraft des Geistes noch mehr zu vertiefen, folgt ein Auszug aus dem Buch von Viktor E. Frankl „…trotzdem Ja zum Leben sagen. Ein Psychologe erlebt das Konzentrationslager".[14]

„Das Leiden gehört irgendwie zum Leben, genauso wie das Schicksal und der Tod. Erst mit dem Elend und dem Tod ist die Existenz vollständig. Aus der Art und Weise, wie ein Mensch sein unausweichliches Schicksal und mit ihm alles Leid, das ihm zugefügt wird, akzeptiert, aus der Art, wie ein Mensch das Leid als ‚sein Kreuz' auf sich nimmt, ergeben sich unendlich viele Möglichkeiten, dem Leben einen Sinn zu geben, auch in den schwierigsten Momenten, bis hin zum letzten Akt der Existenz. Je nachdem, ob man mutig und stark, würdevoll und selbstlos bleibt oder ob man im rücksichtslosen Überlebenskampf vergisst, ein Mensch zu sein und in jeder Hinsicht zum Herdentier wird, je nachdem, was passiert, verwirklicht oder verliert der Mensch die möglichen moralischen Werte, die ihm seine schmerzhafte Situation und sein hartes Schicksal erlauben, und je nachdem ist er ‚seiner Qualen würdig' oder er ist es nicht."

Man kann davon ausgehen, dass der Begriff Resilienz heute überstrapaziert und teilweise missbraucht wird. Um den einzigartigen, unwiederholbaren und transformativen Akt zu erklären, der zur Resilienz führt, wird es weitgehend für angemessener befunden, die Definition der „Widerstandsfähigkeit des Geistes", also der Resilienz, von der Reaktion eines Menschen auf seine negative Existenz herzuleiten.

Die Widerstandskraft des Geistes stellt jedoch die eigentliche innere Ressource eines jeden Menschen dar: die echte Essenz jener angeborenen Fähigkeit des Menschen, auf unvermeidliches Leid, das ihm auf seinem Weg begegnet und dem er sich stellen muss, *mit seinem Leben* zu antworten.

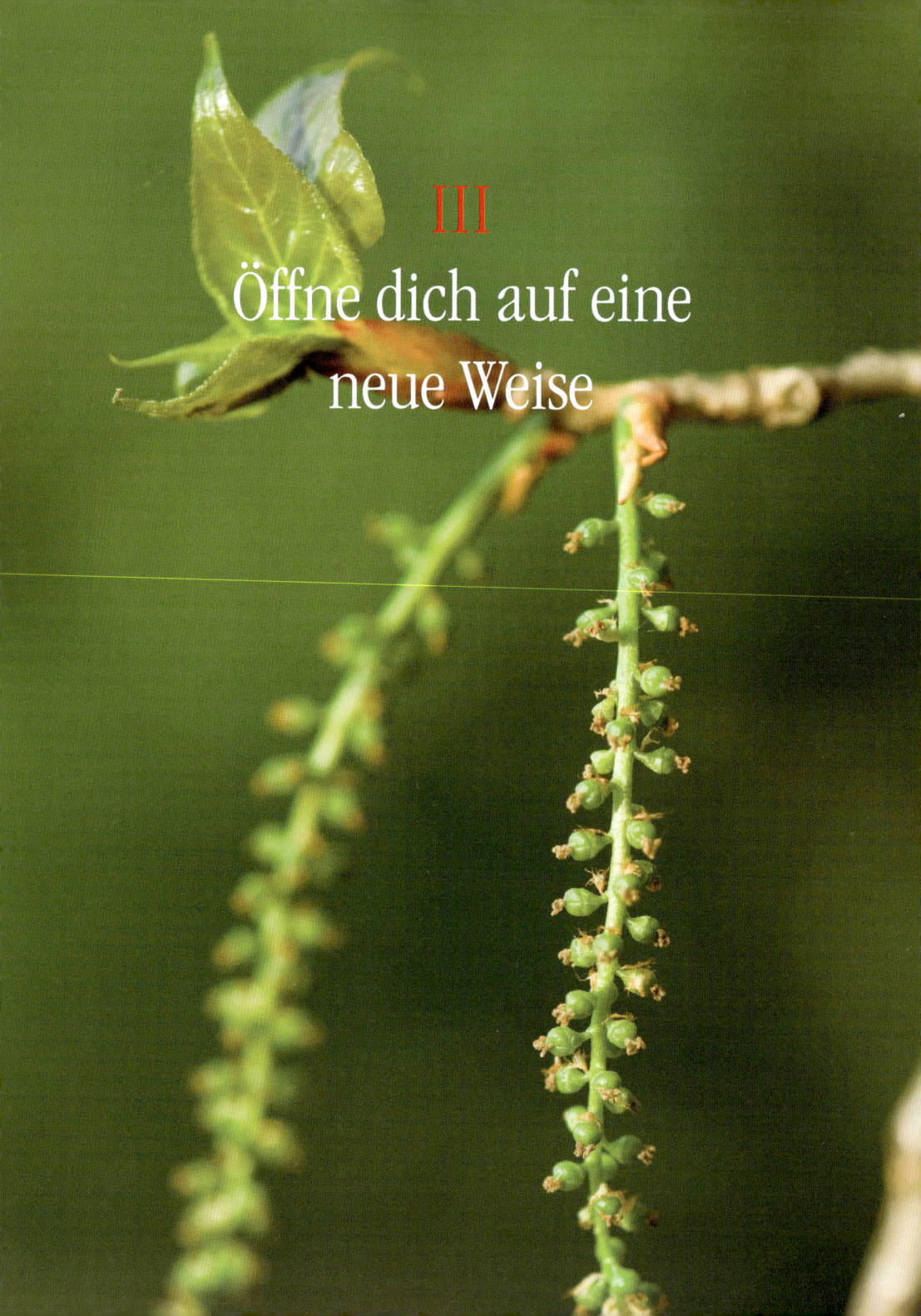

III
Öffne dich auf eine neue Weise

Wo trifft der Atem der Pflanze auf den Atem des Menschen?
Der Mensch atmet ein und aus, wie die Pflanzenwelt
unseres Planeten.
Wie der Atem vom Herzen des Menschen ausgeht,
so geht der Atem der Pflanzenwelt von der Sonne aus.
Stefano Pederiva

Nun ist es an der Zeit, zur Betrachtung der Pappelknospe zurückzukehren und gestärkt durch Wärmekräfte und innere Klärung und Reinigung zu erleben, wie wir uns wieder für die Welt öffnen können.

Durch die Knospe nimmt die Pflanze Kontakt zur Umgebung auf und stimmt sich auf einen neuen Lebenszyklus ein. Nimm dir Zeit, ein paar Tage lang eine Knospe zu beobachten. Bereits im Sommer kannst du sie an Baumästen entdecken. Schau im Laufe des Jahreslaufs zu, wie sie überwintern und im Frühling anschwellen, bis ihre festen Hüllen aufbrechen und die Winterstarre einer sanften Öffnung weicht.

Die Tage werden Anfang Februar sichtlich länger, sobald das Licht zunimmt, öffnen sich die Knospen der Pflanzen. Feine, helle Risse entstehen im äußeren Schutzmantel der Knospen, die zarten Gebilde dehnen und strecken sich nach der Winterpause. Nach einigen milden Tagen erscheinen entweder fein gefaltete Blütenblätter oder kleine, weiche Blätter wie Flügel. Insekten statten den Knospen einen Erkundungsbesuch ab – schmecken sie süß und nahrhaft, gibt es etwas zu sammeln? Auf diese Weise entsteht ein Austausch zwischen der Pflanze und der Außenwelt. Doch ist Vorsicht geboten, denn eine einzige Frostnacht kann die jungen Knospen zerstören, so empfindlich ist dieses neue Leben!

Schwarzpappel *(Populus nigra)*

Pflanze, Tier und Mensch vertrauen sich dem Lebensatem der Erde an, dem zunehmenden Licht und der Wärme im Frühjahr. Im Einklang mit universellen Gesetzmäßigkeiten wird neue Lebenskraft geboren, die Knospe für Knospe, Blüte für Blüte, Blatt für Blatt erfüllt.

Je länger die Sonne scheint, desto wärmer werden Luft und Erdboden. Dank des Sonnenlichts und der Regenfälle nimmt der Stoffwechsel der Pflanzen immer mehr zu, Substanzen werden gebildet. Durch die Photosynthese wird lebensspendender Sauerstoff frei. Das „Zaubermittel" in diesem Prozess ist das **Chlorophyll**, jener grüne Blattfarbstoff, der dem roten Pigment Hämoglobin im menschlichen Blut sehr ähnlich ist. Chlorophyll unterscheidet sich vom Häm allein dadurch, dass es Magnesium anstatt Eisen enthält.

Das Innere und das Äußere

Während das Leben ringsum erwacht, entstehen neue Organe aus der Knospe, die es der Pflanze ermöglichen, sich einen neuen Lebensraum zu schaffen. So ergeht es uns auch, wenn wir uns auf den Weg der „grünen Kräuterresilienz" einlassen, unsere Wärmehülle stärken, uns innerlich klären, weiten und reinigen, Meditation und Achtsamkeit praktizieren. **Der Schritt ins Neue, der durch die Kraft der Resilienz entsteht, ist**

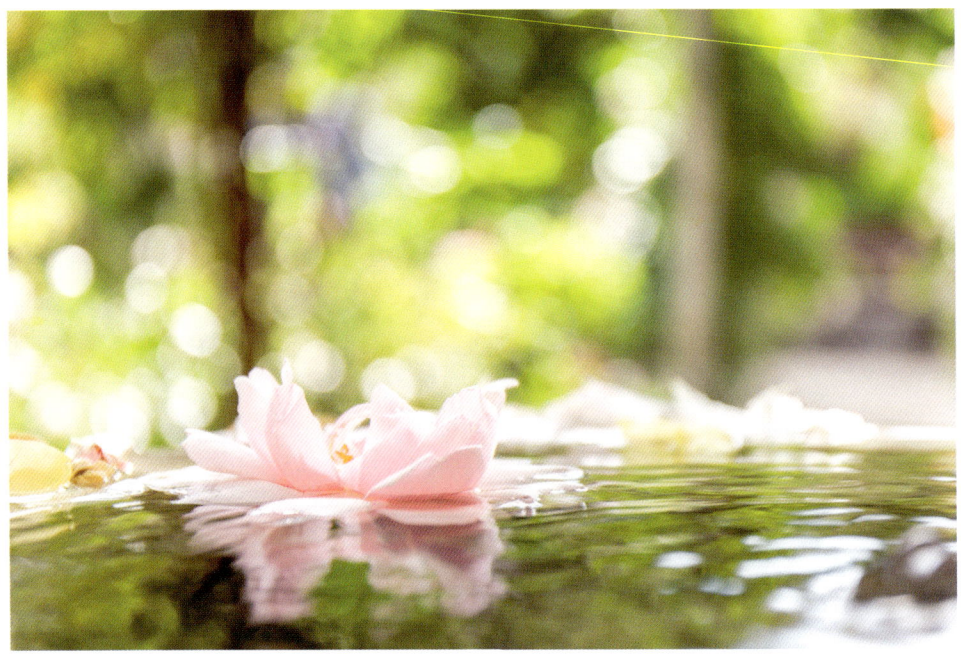

Schwimmende Blüten im Rosengarten eines Klosters

immer nach vorn! Dieser Weg ist jedoch niemals vorgegeben und soll aus freier Entscheidung entstehen, Schritt für Schritt.

Die Pflege und die Stärkung deiner Wärmehülle geschehen mithilfe von Kräutern, natürlichen Heilmitteln und äußeren Anwendungen. Die darauffolgende „grüne Kräuterreinigung" schafft mehr Leichtigkeit und Weite. Dabei begleiten dich Heilpflanzentees und Kräuterextrakte, Düfte, gesunde Lebensmittel, Einreibungen und Waschungen. Wildkräuterbaden, Meditation und die Verbindung mit universellen Weisheiten schaffen mehr Bewusstsein für das Wesentliche und mehr Widerstandskraft, sowohl körperlich als auch seelisch.

Ich lade dich ein, JETZT kurz innezuhalten. Setz dich hin, kehre zum Atem zurück, lass Anspannung und Sorge los. Betrachte die Kräuter am Wegesrand, atme tief und bewusst ein und aus, spüre deinen Körper und nimm dich als Teil der Natur wahr – möge das Ende dieses Buches auch der Beginn einer neuen Reise für dich sein. Ich wünsche dir aus ganzem Herzen die Kraft der grünen Resilienz!

Karin Mecozzi

Glossar

Absud → Abkochung

Abkochung (Dekokt, Absud): Kräuterextrakt aus getrockneten oder frischen Kräutern und Wasser, für Wurzeln, Rinden, Samen oder gerbstoffreiche Heilpflanzen geeignet. Die Teedrogen werden in kaltem Wasser angesetzt, bis zum Siedepunkt erwärmt, eine Zeit lang ausgekocht und gefiltert.

Äußerliche Anwendungen sind z.B. Massagen, Auflagen, Wickel, Bäder, Abreibungen mit wärmenden Substanzen. Sie begleiten und ergänzen therapeutische Behandlungen jeder Art.

Ätherische Öle: flüchtige, aromatische, fettlösliche Extrakte aus Pflanzen. Sie werden z.B. durch Wasserdampfdestillation gewonnen. Ihre Zusammensetzung hängt vom Wachstum, Anbau und Herkunft der Pflanze ab und sie sind hochkonzentriert. Sie werden verdünnt vor allem äußerlich verwendet. Die innere Einnahme muss vom Therapeuten empfohlen werden.

Aufguss (Infus): Kräuterextrakt aus getrockneten oder frischen Kräutern und Wasser, insbesondere für Heilpflanzen geeignet, die reich an ätherischen Ölen sind. Die Teedrogen werden mit kochendem Wasser (80-100°C) übergossen und nach der angegebenen Ziehzeit gefiltert.

Dekokt → Abkochung

Herboristen: professionelle Heilpflanzen- und Kräuterkundige, die sich mit Anbau, Wildsammlung, Verarbeitung, Verkauf, Beratung und Kultur der Herboristik beschäftigen. In Italien kann man ein dreijähriges, universitäres Studium in „Herboristischen Wissenschaften und Techniken" absolvieren. Herboristen arbeiten im Gesundheitsbereich mit Ärzten und Apothekern zusammen.

Hydrolate: Auch Aromawasser oder Pflanzenwasser genannt, H. entstehen als Kondensat bei der Abkühlung des Destillationsdampfes. Sie enthalten wasserlösliche Inhaltsstoffe und Spuren von ätherischem Öl. Durch ihren Duft und die Zusammensetzung dienen sie als kosmetische Rohstoffe und zu äußerlichen Anwendungen in der Naturheilkunde.

Infus → Aufguss

Kaltauszug (Kaltmazerat): Kräuterextrakt aus getrockneten oder frischen Kräutern und Wasser, insbesondere für schleimstoffhaltige und bittere Teedrogen geeignet. Sie werden in kaltem Wasser angesetzt und nach angegebener Ziehzeit gefiltert.

Kräuterreinigungs-Kur: Eine traditionelle Methode der Naturheilkunde ist die Reinigungskur mit Heilkräutern, Pflanzenextrakten und Anwendungen aus der Natur. Sie bezieht Körper, Seele und Geist mit ein, Kräuter und Präparate werden individuell empfohlen je nach Konstitution, Alter und Bedürfnissen der Person. Eine gut abgestimmte „Kräuterreinigungs-Kur" umfasst spezifische Heilmittel, hygienische Kräuterpraktiken und eine sorgfältige Ernährungsweise.

Pflanzendrogen: *Arzneidrogen* sind haltbar gemachte Teile von Pflanzen, auch Wachse und Harze, die aufgrund ihrer Zusammensetzung und Beschaffenheit in der Arzneimittelherstellung als Roh- bzw. Hilfsstoffe verwendet werden. *Teedrogen* sind getrocknete oder frische Kräuter und Heilpflanzen, die entweder einzeln oder in speziellen Mischungen der Zubereitung von Tees (z.B. Aufguss, Absud, Kaltansatz) dienen.

Prise: Maßeinheit aus der traditionellen Heilkräuterkunde, sie entspricht der Menge an Kräutern, die man beim Entnehmen der Teedrogen zwischen Daumen, Zeige- und Mittelfinger hält.

Resilienz: geistige Ressource, die uns befähigt, uns nach einem Schaden zu regenerieren, unser Leben trotz schwieriger Umstände in die Hand zu nehmen und einen Schritt nach vorne zu machen, um daran zu wachsen.

Salutogenese: Bei der S. verfolgt der Mensch aktiv einen Lebensstil, der es ihm ermöglicht, ein gesundes Gleichgewicht zwischen Körper, Seele und Geist zu erhalten.

Tinktur: flüssige, konzentrierte Extraktion aus Kräutern und Heilpflanzen, Alkohol und Wasser. In der traditionellen Heilkräuterkunde werden auch Essig, Wein, Salzlösung oder Verjus als Lösungsmittel verwendet. Sogenannte Urtinkturen werden nach der homöopathischen Arzneimittellehre meist aus dem Saft von Frischpflanzen hergestellt.

Alphabetische Liste der Heilpflanzen mit den botanischen Bezeichnungen

A

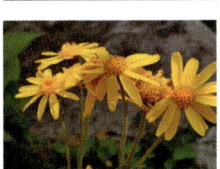

Arnika
Arnica montana L.

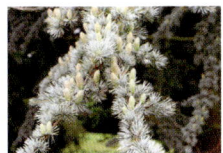

Atlas-Zeder
Cedrus atlantica (Endl.) Manetti

B

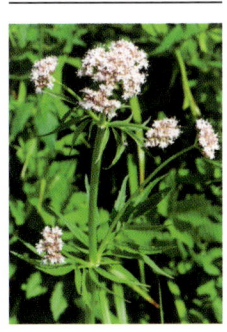

Baldrian
Valeriana officinalis L.

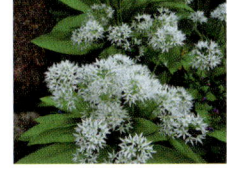

Bärlauch
Allium ursinum L.

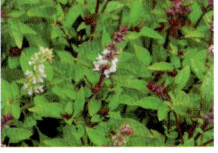

Basilikum
Ocimum basilicum L.

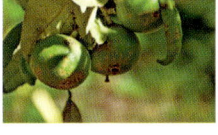

Bergamotte
Citrus bergamia L.

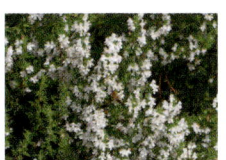

Bergbohnenkraut
Satureja montana L.

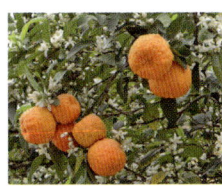

Bitterorange
Citrus × aurantium L.

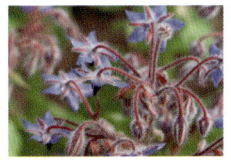

Borretsch
Borago officinalis L.

Breitwegerich
s. Wegeriche

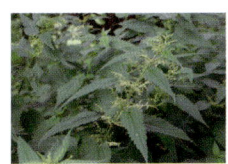

Brennnessel, Große
Urtica dioica L.

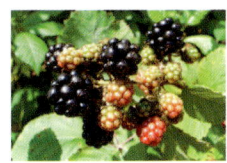

Brombeere
Rubus sect. Rubus

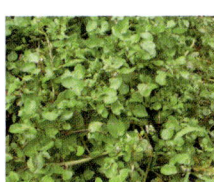

Brunnenkresse
Nasturtium officinale L.

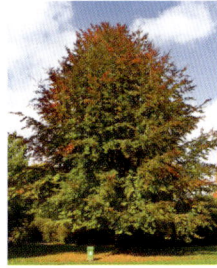

Buche / Rotbuche
Fagus sylvatica L.

C

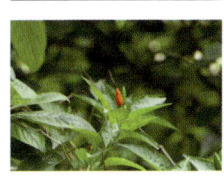

Cayennepfeffer
Capsicum frutescens L.

D

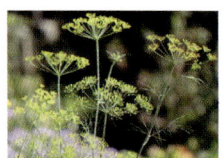

Dill
Anethum graveolens L.

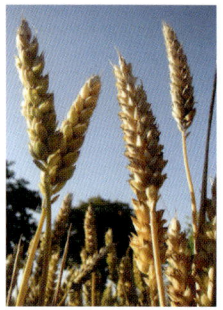

Dinkel
Triticum aestivum subsp. spelta L.

Dost s. Oregano

Duftgeranie s. Geranie

Duftveilchen
s. Veilchen

E

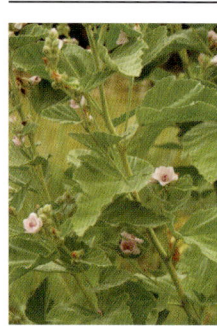

Eibisch
Althaea officinalis L.

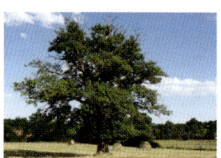

Eiche
Quercus spp.

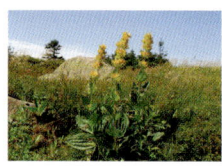

Enzian, Gelber
Gentiana lutea L.

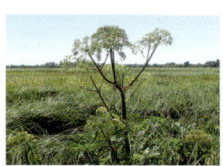

Erzengelwurz
Angelica archangelica L.

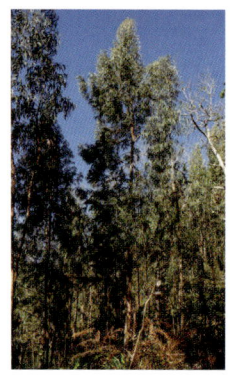

Eukalyptus globulus
Eucalyptus globulus Labill.

F

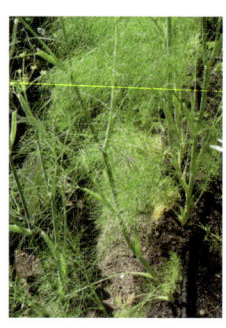

Fenchel
Foeniculum vulgare Mill.

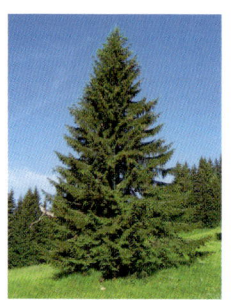

Fichte
Picea abies (L.) H.Karst.

G

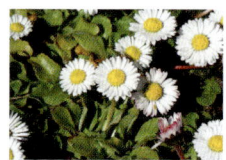

Gänseblümchen
Bellis perennis L.

Gartenkresse s. Kresse

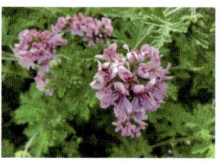

Geranie
Pelargonium graveolens L'Hér.

152

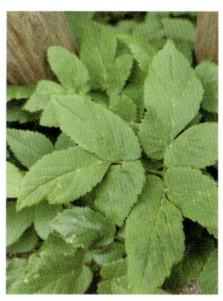

Giersch
Aegopodium podagraria L.

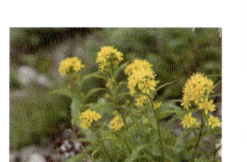

Goldrute
Solidago virgaurea L.

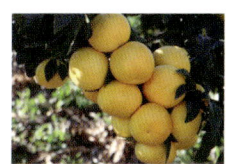

Grapefruit
Citrus × paradisi

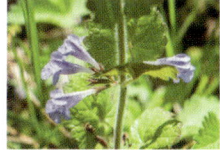

Gundelrebe /
Gundermann
Glechoma hederacea L.

H

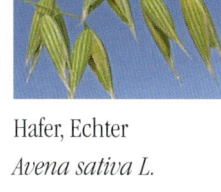

Hafer, Echter
Avena sativa L.

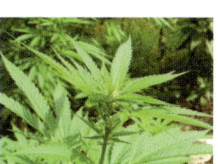

Hanf (Gewöhnlicher)
Cannabis sativa L.

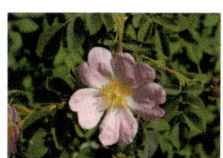

Haselnuss
Corylus avellana L.

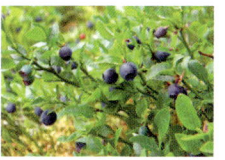

Heckenrose, Hundsrose
Rosa canina L.

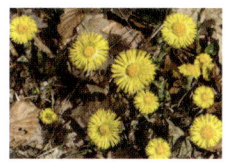

Heidelbeere
Vaccinium myrtillus L.

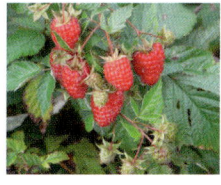

Himbeere
Rubus idaeus L.

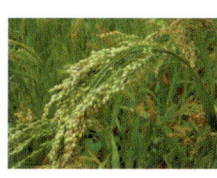

Hirse
Panicum miliaceum L.

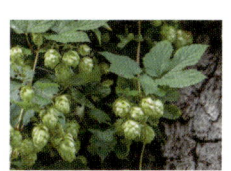

Holunder
Sambucus nigra L.

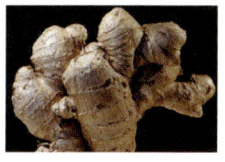

Hopfen
Humulus lupulus L.

Huflattich
Tussilago farfara L.

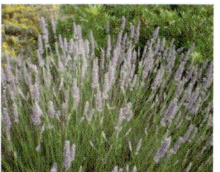

Hybridlavendel
Lavandula × intermedia Emeric ex Loisel

I

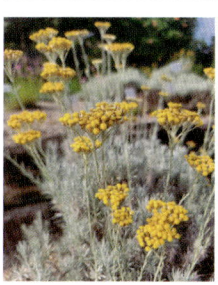

Immortelle, Italienische
Helichrysum italicum (Roth) G. Don

Ingwer
Zingiber officinale Roscoe

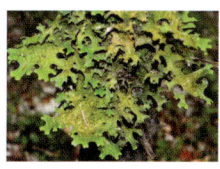

Isländisch Moos
Cetraria islandica L.

J

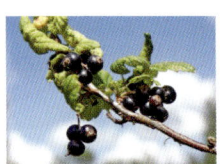

Johannisbeere, Schwarze
Ribes nigrum L.

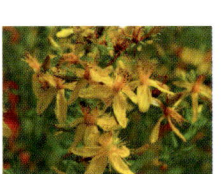

Johanniskraut
Hypericum perforatum L.

K

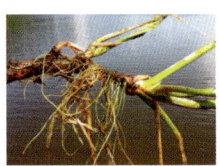

Kalmus
Acorus calamus L.

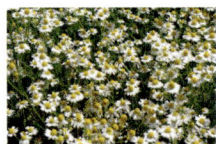

Kamille
Matricaria chamomilla L.

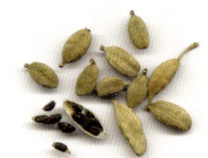

Kardamom, Grüner
Elettaria cardamonum L.

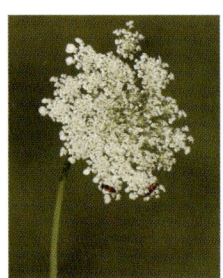

Karotte, Wilde
Daucus carota ssp. sativus

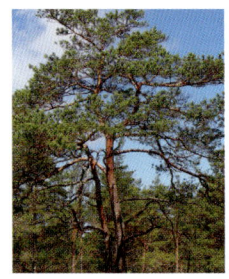

Kiefer, Waldkiefer
Pinus sylvestris L.

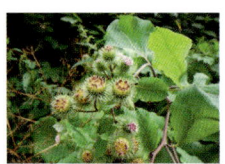

Klette, Große
Arctium lappa L.

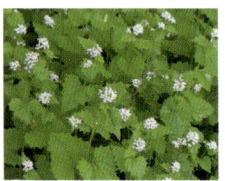

Knoblauchrauke
Alliaria petiolata L.

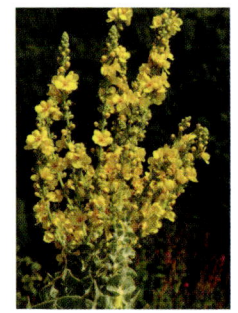

Königskerze
Verbascum densiflorum Bertol.

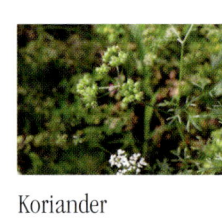

Koriander
Coriandrum sativum L.

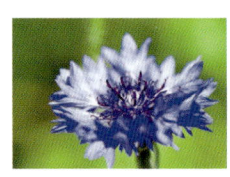

Kornblume
Cyanus segetum Hill.

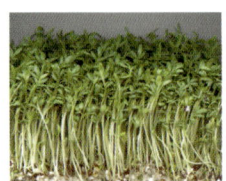

Kresse
Lepidium sativum L.

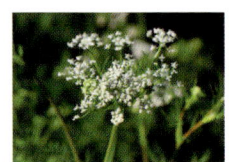

Kümmel
Carum carvi L.

L

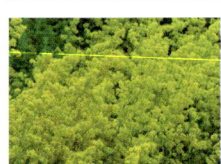

Labkraut, Echtes
Galium verum L.

Lavandin s. Hybridlavendel

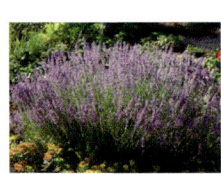

Lavendel, Echter oder Schmalblättriger
Lavandula angustifolia Mill.

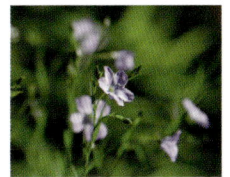

Lein
Linum usitatissimum L.

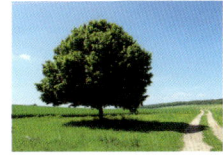

Linde
Tilia × europaea L.

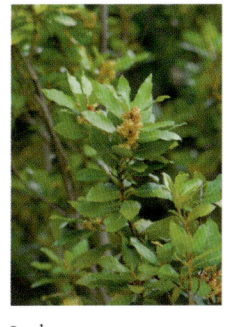

Lorbeer
Laurus nobilis L.

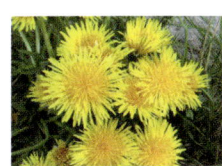

Löwenzahn
Taraxacum officinale F.H.Wigg.

M

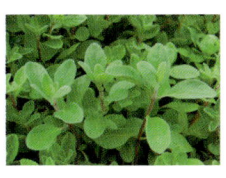

Majoran
Origanum majorana L.

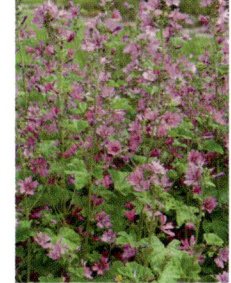

Malve
Malva sylvestris L.

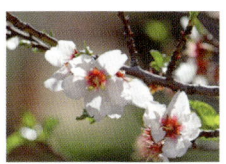

Mandel
Prunus dulcis (Mill.) D.A. Webb

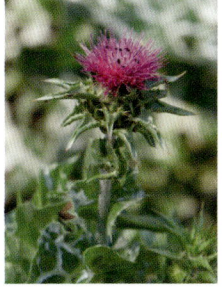

Mariendistel
Silybum marianum (L.) Gaertner

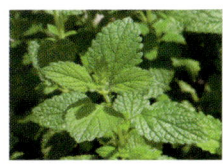

Melisse
Melissa officinalis L.

Minze s. Pfefferminze

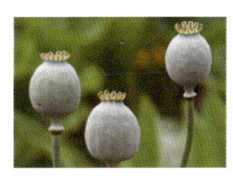

Mohn
Papaver somniferum L.

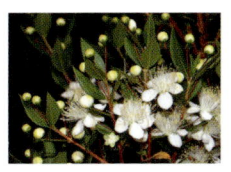

Myrte
Myrtus communis L.

N

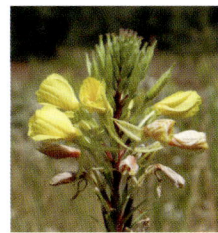

Nachtkerze, Gemeine
Oenothera biennis L.

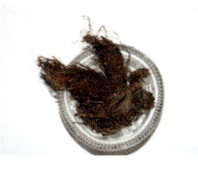

Narde, Indische
Nardostachys jatamansi DC.

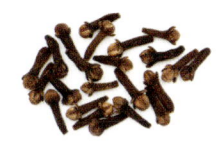

Nelke
Syzygium aromaticum L.

O

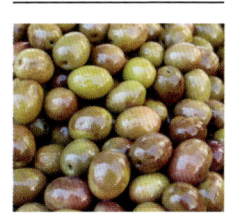

Olive
Olea europaea L.

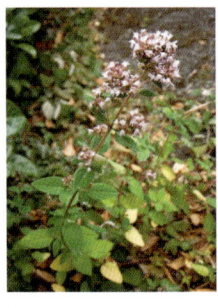

Oregano
Origanum vulgare L.

P

Pappel
s. Schwarzpappel

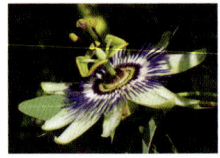

Passionsblume
Passiflora caerulea L.

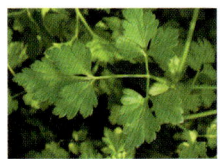

Petersilie
Petroselinum crispum (Mill.) Fuss

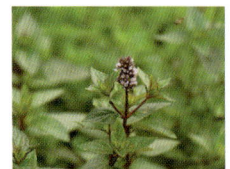

Pfefferminze
Mentha × piperita L.

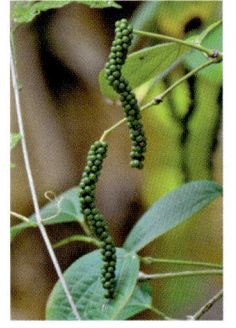

Pfeffer, Schwarzer
Piper nigrum L.

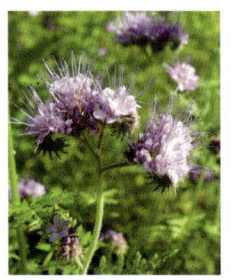

Phazelie
Phacelia tanacetifolia Benth.

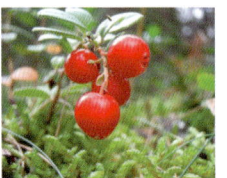

Preiselbeere
Vaccinium vitis-idaea L.

Q

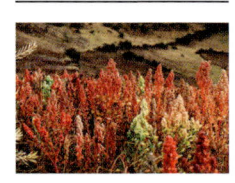

Quinoa
Chenopodium quinoa Willd.

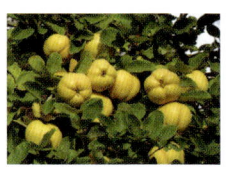

Quitte
Cydonia oblonga Mill.

R

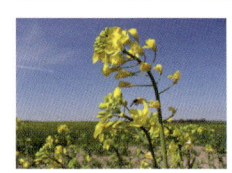

Raps
Brassica napus L.

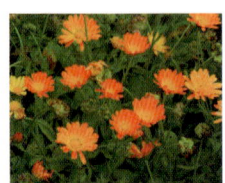

Ringelblume
Calendula officinalis L.

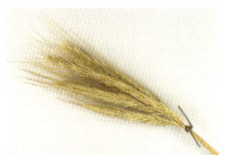

Roggen
Secale cereale L.

Rose s. Heckenrose, Hundsrose

Rosengeranie
s. Geranie

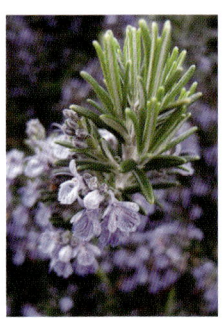

Rosmarin
Rosmarinus officinalis L.

156

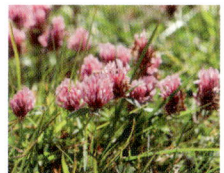
Rotklee
Trifolium pratense L.

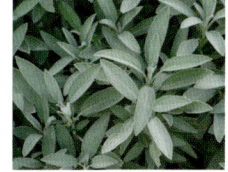
Salbei
Salvia officinalis L.

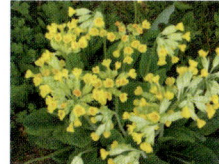
Schlüsselblume
Primula veris L.

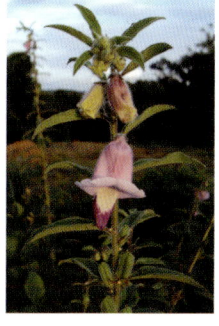
Sesam
Sesamum indicum L.

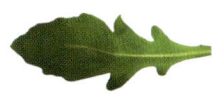
Rucola
Eruca vesicaria subsp. sativa (Mill.) Thell.

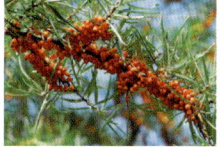
Sanddorn
Hippophae rhamnoides L.

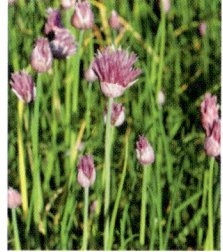
Schnittlauch
Allium schoenoprasum L.

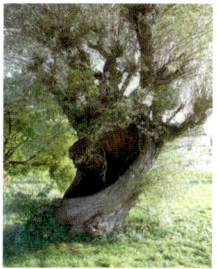
Silberweide
Salix alba L.

S

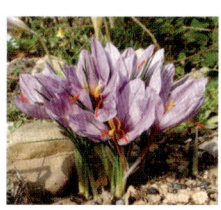
Safran
Crocus sativus L.

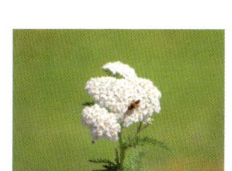
Schachtelhalm
Equisetum arvense L.

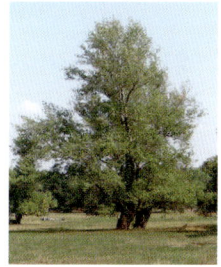
Schwarzpappel
Populus nigra L.

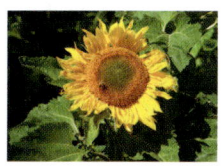
Sonnenblume
Helianthus annuus L.

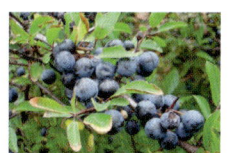
Schafgarbe
Achillea millefolium L.

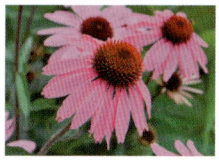
Sonnenhut
Echinacea purpurea Moench

Schlehe
Prunus spinosa L.

Spitzwegerich
s. Wegeriche

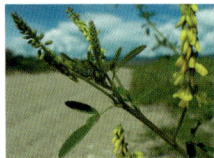

Steinklee
*Melilotus officinalis
(L.) Pall.*

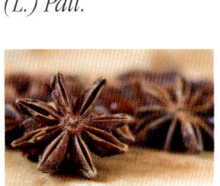

Sternanis
Illicium verum Hook. f.

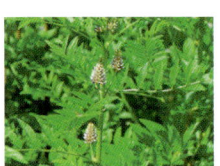

Süßholz
Glycyrrhiza glabra L.

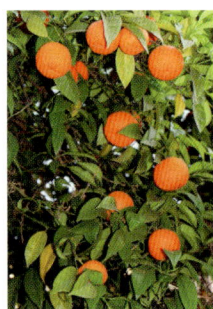

Süßorange
Citrus sinensis L.

T
___

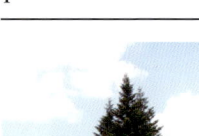

Tanne
Abies Mill.

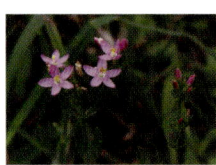

Tausendgüldenkraut
*Centaurium
erythraea Rafn.*

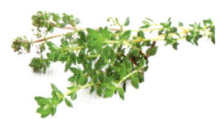

Thymian
Thymus vulgaris L.

V
___

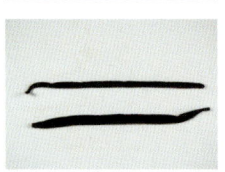

Vanille
Vanilla planifolia

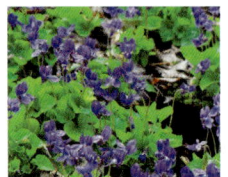

Veilchen
Viola odorata

W
___

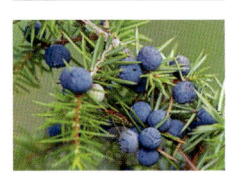

Wacholder
Juniperus communis L.

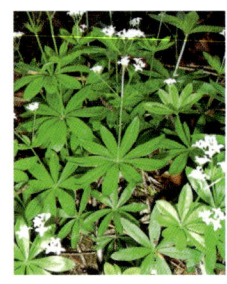

Waldmeister
*Galium odoratum
(L.) Scop.*

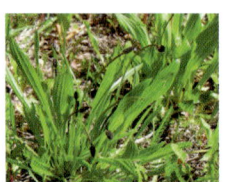

Wegeriche
Plantago spp. L.

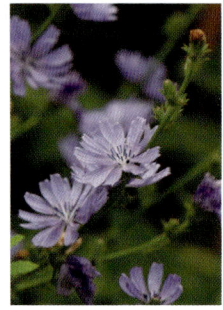

Wegwarte
Cichorium intybus L.

Weide s. Silberweide

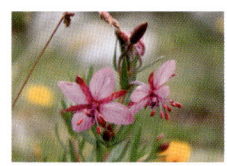

Weidenröschen
Epilobium spp.

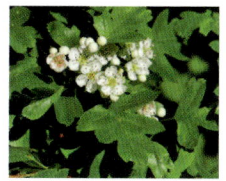

Weißdorn
Crataegus monogyna L.

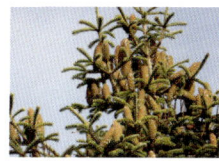

Weißtanne
Abies alba Mill.

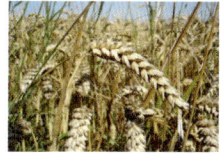

Weizen
Triticum L.

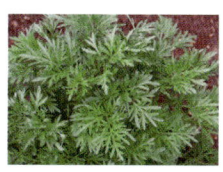

Wermut
Artemisia absinthium L.

Y

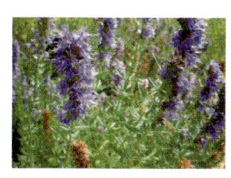

Ysop
Hyssopus officinalis L.

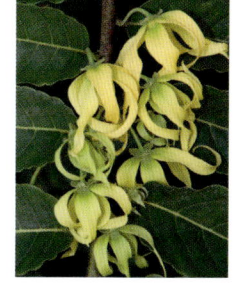

Ylang-Ylang
Cananga odorata (Lam.) Hook.f. & Thomson

Z

Zeder s. Atlas-Zeder

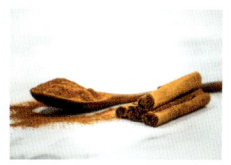

Zimt
Cinnamomum verum J. Presl.

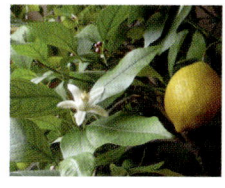

Zitrone
Citrus x limon L.

Zitronenmelisse
s. Melisse

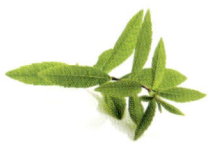

Zitronenverbene
Aloysia triphylla Paláu

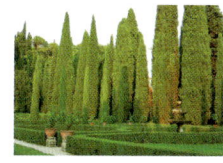

Zypresse
Cupressus sempervirens L.

Personen- und Sachregister

Hervorhebungen bezeichnen Seiten mit Abbildungen

Abführmittel 54, 103–104
Abreibung 23, 26, 83
Absud s. Dekokt
Abwehrkräfte 26–27, 45, 64, 108, 138
Achtsamkeit 25–26, 130, 132, 135, 146
Achtsamkeitstraining 135
Ackerschachtelhalm s. Schachtelhalm
Algen 22
Alkaloide 61, 86, 94
Alkohol 57, 86, 116–117, 119
Allergie 22, 53–54, 74, 116, s. auch Heuschnupfen
Ananassalbei (*Salvia elegans*) 106
Anthocyane 62
Anthroposophische Heilkunde 23–24
Anti-Aging-Kosmetikum 59
Antibiotika 21, 72
Antibiotikum, natürliches 53
Antonovsky, Aaron 23
Apfel **21**, 62, 130
Apfelessig 32
Aphthen 30, 48
Arnika (*Arnica montana L.*) 28, 39, 67, 108
Artischocke (*Cynara scolymus L.*) 21
Arzneitee s. Heiltee
Asthma 22
Atemwege 32, 35, 124, 137
Ätherisches Öl 7, 17, 26–29, 33–36, 39, 42–43, 63, 67, 74, 86, 92, 96, 107, 116, 126–128, 132

Atlas–Zedern–Öl, ätherisches (*Cedrus atlantica*) 132
Atmung 35, 48, 53–54, 67, 92, 124, 137
Aubergine 21
Aucubin 52
Aufguss 34, 53, 59, 63, 80, 82–84, 86–87, 92, 94, 101, 106, 109, 113
Auflagen 23, 26, 40–41, 51, s. auch Wickel
Auge 54, 58, 74
Ausleitung 72, 77–78
Ausschlag 29, 41, 53, 74, 108
Auszug 7, 26, 28–29, 36, 41–42, 44, 48, 51, 53, 57–59, 62, 66, 83, 86, 96, 98, 103–104, 106–107, 109–110, 116, 118, 125, s. auch Mazerat
Ayurveda 23, 94, 103

Baldrian (*Valeriana officinalis L.*) 66
Banane 21
Bärlauch (*Allium ursinum L.*) 50, **119**
Basilikum (*Ocimum basilicum L.*) 21, 120
Basilikumöl, ätherisches 67
Bauch 29, 42, 63, 126, 133
Bauchgrippe 108
Bauchschmerzen 40, 63
Beine, schwere 127–128
Bergamotte (*Citrus bergamia L.*) 67
Bergbohnenkraut s. Bohnenkraut
Bergbohnenkrautöl, ätherisches 92
Bingen, Hildegard von 59, 103, 120

Birkenzucker 80
Birne **21**–22
Bitterkräuter 101, 109
Bittermittel, Bitterstoffe 86, 94, 96, 98, 102, 107, 109–110
Bitterorange (*Citrus × aurantium L.*) 66–67
Blähungen 81
Blase 59, 72, 77
Blutarmut 38
Blutkreislauf 53
Blutreinigung 53, 59, 73, 120
Blutung 42, 51
Blutzirkulation 39
Blutzucker 122, 137
Bockemühl, Jochen 52
Bohnen 21–22
Bohnenkraut (*Satureja*) 21, 33, 78–79, 91–**92**, 93, 117
Borretschblüten (*Borago officinalis*) 50
Breitwegerich (*Plantago major*) 46, 48–49, 51, 53–54
Brennnessel (*Urtica dioica L.*) 66–67, **76**–77, 78–79, 117
Brombeere (*Rubus fruticosus*) 22, 67, 89–90, 107, 117
Bronchien 53
Bronchitis 46
Brunnenkresse (*Nasturtium officinale*) 120
Brusttee 89
Buche (*Fagus sylvatica*) 66
Buchweizen (*Fagopyrum*) 20
Burn-out-Syndrom 135
Busenöl 29
Butter 20, 50, 103

Cashewnuss (*Anacardium occidentale*) 21

Cassirer, Ernst 142
Cayennepfeffer (*Capsicum frutescens*) 21, 50
Cellulite 74–75
Ceppi, Marco 136, 140–143
Chemotherapie 21, 33, 72
Chicorée 21–22
Chili s. Cayennepfeffer
Chinesische Medizin 23, 53, 94
Chlorophyll 78, 117, 146
Chlorsalze 84
Cholesterin 55
Chronische Erkrankungen 54, 83, 116
Chronobiologie, -medizin, -ökologie 25

Damaszenerrose (*Rosa damascena*) 113, 114–**115**
Dampfbad **32**
Darm 19, 40, 51, 63, 72, 101, 108–109, 116, 126
Dattel 21
Degenerative Erkrankungen 22
Dehnstreifen 29
Dekokt (Absud) 59, 82–84, 87, 94, 96, 101, 103, 106, 113
Deodorant 57
Depression 22
Dill (*Anethum graveolens*) 120
Dinkel (*Triticum aestivum ssp. spelta*) 18, 20, 62, 122
Dost s. Oregano
Drüsensystem 122
Duftgeranie s. Geranie
Duftgeranienöl, ätherisches 29

Ei 20, 119–120
Eibisch (*Althaea officinalis L.*) 33, 67, 108
Eiche (*Quercus spp. L.*) 66–67

Einreibung 26, 37, 41–43, 53, 67, 123, 126–127, 138, 147
Eisen 55, 146
Ekzem 74, 108
Elemente 14–19, 29, 94, 138
Empathie 14–15
Emulsion 34–35
Engelwurz s. Erzengelwurz
Entgiftung 29, 33, 40, 53, 101, 127
Entschlackung 54, 72–74, 77, 79–80, 116, 118, 131–132
Entspannung 32–33, 39, 79–80, 104, 126, 128, **131**–133
entwässernd 94
Entzündung 19, 26, 30, 41, 43, 48, 53–54, 77, 101, 107–108, 138
Entzündung im Atmungsbereich 48, 53
entzündungshemmend 41, 43, 77, 101
Enzian (*Gentiana lutea L.*) 18, 66–67
Enzyme 52, 117
Erde (Element) 14, 19, 94
Erdnuss 20
Erkältung 48, 56, 62–63, 65, 69
Erschöpfung 38, 41, 135
Erzengelwurz (*Angelica archangelica L.*) 79, 96, 98–**99**, 101–102
Erzengelwurzöl, ätherisches 67
Essigauszug 51, 116
Essigrose (*Rosa gallica*) 113
Eukalyptus (*Eucalyptus globulus Labill.*) 67
Eukalyptusöl, ätherisches 27, 35
Eurythmie 130
Extrakt 34, 41, 44, 58–59, 64–66, 72–74, 80, 94, 116–117, 123, 138, 147

Farbpigmente 96
Fasten 121–122
Feige (*Ficus carica L.*) 67
Feldpilze 21
Fenchel, Wilder (*Foeniculum vulgare Mill.*) 29, 67, 79, **81**, 96, 107, 110, 120
Fenchelöl, ätherisches 29, 81
Fettsäuren 20, 59
Fettstoffwechsel 53
Feuer (Element) 14–16, 19, 94
Fichte (*Picea abies*) 67, 113
Fieber 19, 25
Fisch 20, 22
Flavonoide 52, 59, 62–64
Fleisch 20, 22, 119, 121
Flohsamen **54**–55, 108, 110
Flohsamen-Wegerich (*Plantago afra*) 49, **54**–55, 108, 110
Folsäure 96
Frankl, Viktor Emil 141–143
Fruchtbarkeit 51, 61
Früchte, getrocknete 21
Früchtetee 79
Fruchtsäure 52, 62
Frühjahrstee 53
Frühlingselixier 117–118
Frühlingskräuter 117
Furunkel 74
Fußbad 29, 127–128

Galle 40, 53, 59, 78, 92, 101, 109, 118
Gänseblümchen (*Bellis perennis L.*) 67, 117
Gartenkresse s. Kresse
Gastritis s. Magenschleimhautentzündung
Gemüsebrühe 77, 122

Gemüsesuppe 122

Geranie (*Pelargonium graveolens* L'Her.) 29, 58, 67, 126, 128

Geranienöl, ätherisches 67, 132

Gerbstoffe 34, 59, 86, 96, 107

Geschwüre 53

Gesichtstonikum 57

Gesundungskräfte 52, 72, 83

Giersch (*Aegopodium podagraria*) 117

Giftstoffe s. Alkaloide

Gin 48

Gliederschmerzen 63, 73

Glykoside 86, 96, 107

Goethe, Johann Wolfgang von 7

Goldene Vier 87, 89, 96

Goldrute (*Solidago virgaurea* L.) 29, 67, 78–79

Grapefruitöl, ätherisches (*Citrus × paradisi*) 127

Grippe 53, 63, 108, 125–126

Grüntee 22, 79

Gundermann (*Glechoma hederacea*) 67

Gurke 21–22

Haarausfall 74

Haarspray 57

Hafer (*Avena sativa* L.) 18, 20, 66–67

Haferkraut 90

Hafermilch 105

Hagebutte (*Rosa canina*) 56, **58**–59, 67, **70**–**71**, 79, 90

Hagrose s. Hundsrose

Hämatom 41

Hämoglobin 146

Handbad 37–39

Hanf (*Cannabis sativa*) 18, 42

Harnsäure 65

harntreibend 59, 63, 94

Harze 7–8, 17, 35–36, 64, 86, 107

Haselnuss (*Corylus avellana* L.) 18, 20, 21, 28, 67, 117

Haustee 80–83, 87, 89–91

Haut 27–29, 32–33, 40–41, 43, 53, 59, 74–75, 83, 108–109, 116, 122

Heckenrose s. Hundsrose

Heidelbeere (*Vaccinium myrtillus* L.) 67

Heiderose s. Hundsrose

Heilerde 26

Heilkräuterkunde 73

Heilpflanzen 11, 19, 26, 28, 31, 33–34, 38, 41, 43–45, 52–53, 63–64, 66, 73–74, 77, 79–81, 83–85, 87, 92, 94, 98, 100, 106–107, 109, 116–117, 123, 138, 147

Heilpflanzenextrakt 26, 44, 116–117, 123

Heilpflanzenkunde 38, 44–45, 65

Heiltee 81, 83, 86, 92

Heiserkeit 33, 41

Herbes de Provence 18

Herz 19, 38, 53, 86, 137

Herz-Kreislauf 54

Herz-Kreislauf-Erkrankung 22

Heteropolysaccharide 108, s. auch Schleimstoffe

Heuschnupfen 36, 58

Himbeere (*Rubus idaeus* L.) 66, 81, 89–90, 107

Hippokrates 138

Hirse (*Panicum miliaceum*) 18, 22

Holler s. Holunder

Holunder (*Sambucus nigra* L.) 45, **60**–**61**, **62**–65, 89, 107, 113

Holunder, amerikanischer (*Sambucus canadensis*) 62

Holunderblüten 60–61, 63–64, 89, 107, 113

Holunderrinde **65**

Holundertee 60, 63, **64**–65
Holz (Element) 19
Homöopathie 75
Honig 34–35, 41, 46, 48, 53, 63–64, 80, 90, 93, 104–105, 117–118, 132
Hopfen (*Humulus lupulus L.*) 66
Hormonsystem 137
Hornhaut 128
Huflattich (*Tussilago farfara*) 108
Hühneraugen 128
Hülsenfrüchte 119
Hundsrose (*Rosa canina*) 45, 55, **56**–59, 66, 70–71, 117
Hundsrosenfrucht s. Hagebutte
Husten 33, 41, 46, 48, 53, 69
Hustentee 89
Hybridlavendel s. Lavandin
Hydrolate 33, 58, 123, 125–128
Hyperaktivität 22

Immortelle (*Helichrysum italicum (Roth) G. Don*) 18, 28, **40**–41, 65–67, 78, 91–93
Immortellenhydrolat 35, 41
Immortellenöl, ätherisches 42, 127
Immunabwehr s. Immunsystem
Immunsystem 22, 30, 32, 35, 59, 65–66, 93, 108–109, 137
Infus s. Aufguss
Infusion 98
Ingwer (*Zingiber officinale*) 21, 33, 50, 96, 110, 122
Ingweröl, ätherisches 67
Inhalation **32**–34, **123**–124
Insektenstich 53
Intervallfasten 121
Isländisch Moos (*Cetraria islandica*) 67, 108

Johannisbeere (*Ribes*) 21
Johannisbeere, Schwarze (*Ribes nigrum*) 66
Johannikräuter 51
Johanniskraut (*Hypericum perforatum L.*) 28, 42, 66, 91–93, 125

Kaffeesäure 63
Kalium 55
Kaliumsalze 52
Kalmuswurzel (*Acorus calamus*) 96, **98**, 107
Kaltauszug 66, 83–84, 96, 106–110
Kaltmazerat s. Kaltauszug
Kamille, Echte (*Matricaria recutita*) 22, 33, 40, 66, 77, **80**, 81, 90, 101–102
Kapern (*Capparis spinosa*) 50
Kardamom, Grüner (*Elettaria cardamomum*) 104–105
Karotine 59, 86
Karotte (*Daucus carota ssp. sativus*) 21
Karottenöl, ätherisches 36, 67
Kartoffel 21
Käsepappel s. Malve, Wilde
Katharsis 16
Kiefer (*Pinus*) 67
Kieselsäure 52, 55, 59, 94
Kinder und Jugendliche, Anwendungen für 26, 29, 32, 36, 55, 57, 63, 103–105, 108, 126
Kindernasenbalsam 36
Kiwi 22
Klettenwurzel (*Arctium lappa L.*) 78
Knoblauch (*Allium sativum*) 50
Knoblauchrauke (*Alliaria petiolata*) 50
Kohlenhydrate 9, 86, 108
Kohlrabi 21
Kokosöl 20, 32

Komplementärmedizin 24
Kompresse 53, 58, 83
Königskerze (*Verbascum*) 31, 67
Konstitutionskur 75
Kontemplation 135–136
Konzentration 71, 74, 82, 128, 134
Kopfschmerzen 40, 57, 63, 73, 109
Koriander (*Coriandrum sativum*) 109–110
Korinthen 113
Kornblume (*Cyanus segetum Mill.*) 31, 90
Körperöl 28
Körperpflege 25, 27–28, 35–36, 41, 58, 117, 125, 128
Kosmetik 27–28, 44, 57, 59, 75, 83
Kraft 8, 10–11, 13–14, 16, 25, 29, 33, 37–38, 48, 59, 61, 64, 67, 71–72, 92, 106, 117, 127, 130–132, 138, 141–143, 145, 147
Krämpfe 25, 126
krampflösend 33, 63, 77, 80, 92, 100, 101, 104
Kräuterbad 67, 137–138
Kräuterbutter 50
Kräuterbrauchtum 51
Kräuterdampf 33
Kräutereinreibung 37, 42, 67
Kräuterextrakt 28, 34, 44, 59, 73, 80, 117, 147
Kräuterfasten 121–122
Kräuter-Ganzkörpereinigung 27–29
Kräuterheilkunde 40, 65, 87
Kräuterinhalation 33
Kräuterlotion 127
Kräutermischung 33–34, 39, 101, 110
Kräuter-Mund- und -Rachenlösung **125**
Kräuteröle 42, 121
Kräuterpaste 32
Kräuterpulver 116
Kräuterreinigung für Mund und Rachen 30, 125

Kräuterreinigungs-Kur 10, 21, 26, 54, 68–138, 147
Kräutersirup 84, 113–114, 116
Kräutertee 77–111, 118, 121–124, 126, 132
Kräutertinktur 126
Kräuter-Trägeröl 43
Kräuter-Zahnpulver 31–32, 124–125
Krebstherapie 135
Kreislauf 38–39, 127
Kresse (*Lepidium sativum*) 21, 50
Küchenkräuter 120–121, 130
Kümmel (*Carum carvi*) 22, 96, 107
Kürbis 21

Labkraut (*Galium verum*) 78, 89, 117
Lapacho 79
Lavandin (*Lavandula × intermedia Emeric ex Loisel.*) 27
Lavendel (*Lavandula angustifolia Mill.*) **18**, **27**, 29, 33, 38–39, 58, 66, 91–93, 104–**105**, 106–107, 126, 128
Lavendelhydrolat 127
Lavendelmilch 104–105
Lavendelöl, ätherisches 29, 67, 104–105, 127–128, 132
Lavendel-Rosensalbe 132
Lebenskraft s. Kraft
Lebenssinn 16
Leber 19, 37, 40–41, 53–54, 63, 72, 92, 101–102, 109, 116, 118, 126
Leberwickel 122
Lein (*Linum*) 108
Leinsamen (*Linum usitatissimum*) 104, 120
Leukozyten 138
Linde (*Tilia spp.*) 33, 65–66, **68**–69, 89–90
Lindenblütenhonig 64, 93
Lindenblütenöl **28**–29

Linsen, rote 22
Lipide 86
Lippenblütler (*Lamiaceae*) 18, 38, 92
Lorbeer (*Laurus nobilis L.*) 18, 33–**34**, 36, 67, 107, 127
Lorbeerhydrolat 27, 125
Lorbeeröl, ätherisches 27, **34**, 35, 42, 67 127
Lotion 125, 127–128
Löwenzahn (*Taraxacum officinale*) 21, 67, 78, 113, 117
Luft (Element) 14
Lunge 53, 133
Lungenblatt s. Spitzwegerich
Lungenentzündung 53
lymphanregend 41, 64
Lymphdrüsen 118
Lymphsystem 63, 72

Magen 101, 126
Magen-Darm-Trakt 40
Magensäuresekretion 65
Magenschleimhautentzündung 107–108, s. auch Schleimhautentzündung
magenstärkend 92, 101
Magnesium 146
Majoran (*Origanum majorana L.*) 67
Majoranöl, ätherisches 29, 67
Malve, Wilde (*Malva sylvestris L.*) 22, 78, **88**–**89**, 90, 104, 108
Mandelbaum (*Prunus dulcis Mill.*) 18–**19**
Mandelblüten **19**
Mandeln 21
Mangold 22
Mariendistel (*Silybum marianum*) 67, 79, 101
Massage **23**, 29, 30, 42–43, 121, 125–128, 132

Maulbeere (*Morus nigra*) 22
Mazerat s. Kaltauszug
medikamentöse Behandlung 37, 72, 75, 78
Meditation 33, 61, 132, **134**–**137**, 146–147
Medizinaltee s. Heiltee
Meersalz 22, 31, 132
Melisse (*Melissa officinalis L.*) 18, 22, 33, 38, 39, 65–66, 78, **80**–**81**, **89**, 91–93, 117
Melissengeist 132
Melissenöl, ätherisches 67
Melone 22
Menopause 33, 57, 75
Menstruation 22, 40, 57, 74
Menthol 100
Menton 100
Metall (Element) 19
Milch 86, **103**–105
Milchprodukte 20, 22, 119
Mindfulness Based Stress Reduction (MBSR) s. Achtsamkeitstraining
Mineralien 59, 84, 94
Mineralsalze s. Mineralstoffe
Mineralstoffe 19, 52, 55, 62, 77, 86, 94
Minze (*Mentha*) 22, 60, 67, 102, 106, 117
Minzöl, ätherisches 125
Mistel (*Viscum album*) 38
Mohn (*Papaver somniferum*) 21, **31**
Moschuskrautgewächse (*Adoxaceae*) 60
Müdigkeit 39, 63, 67, 73–74
Mundreinigung 30–32, 124–125
Mundschleimhaut 30, 35
Mund- und Rachenraum 30–32, 35, 53, 124–125
Muscheln 20
Muskelentspannung 33, 39
Muskelkater 74

Myrte (*Myrtus communis L.*) **37**, 67
Myrtenhydrolat 125
Myrtenöl, ätherisches 35–37

Nachtkerzenöl (*Oenothera*) 67
Narbenbehandlung 41, 83
Nardenöl (*Nardostachys jatamansi*) 35
Nasenbalsam 35–36
Nasendusche 124
Nasensalbe 36
Nasenschleimhaut 35–36, 124
Nasenspülung 124
Natronlösung 126
Natronpulver 27
Naturessig 126
Naturheilkunde 11, 18, 19, 23, 26, 54, 59, 72–73, 79, 125
Naturseife 123
Nelken (*Syzygium aromaticum (L.) Men.*) 21
Neroli-Öl, ätherisches (*Citrus × aurantium*) 132
Nervensystem 54–55, 131–132
Nervosität 41, 74, 126
Niere 40, 53–54, 72, 76–78, 109, 116, 118
Nierenerkrankung 78
Nierengrieß 53
Notfallpflanze 53
Nussbutter 20

Obstsaft 22, 50, 63, 77, 86, 90, 102
Ölauszug 26, 28–29, 36, 42, 44, 66, 116, 125
Öle 17–18, 20, 28, 35, 42–43, 67, 86, 121, 127, 132, **139**
Olivenöl (*Olea europaea L.*) 50, 67, 122
Ölkauen 124
Ölziehen 124

Orange (*Citrus sinensis*) 21
Orangenöl, ätherisches 67
Orangensaft 86
Orangenschale 33, 90
Oregano (*Origanum vulgare*) 18, 21, 33, 117
Oxalsäure 52

Pacciolla, Aureliano 142
Pantothensäure 96
Pappel (*Populus*) 64, 66–67, 117, 145, s. auch Schwarzpappel
Pascal, Blaise 142
Passionsblume (*Passiflora caerulea L.*) 66
Pederiva, Stefano 145
Pektin 59, 108
Petersilie (*Petroselinum crispum*) 120
Pfeffer (*Piper nigrum L.*) 21
Pfefferminze (*Mentha × piperita L.*) 31, 39, 79, 82, 90, **100**–101, s. auch Minze
Pfefferminzhydrolat 32
Pfirsich **21**–22
Pflanzenauszug 26, 28, 57, 83, 109
Pflanzenextrakt 26–27, 72, 116, 123
Pflanzenheilkunde 28, 106–107
Phazelie (*Phacelia tanacetifolia*) 18
Phytotherapie 52, 65, 73, 93, 107
Pilzinfektion 74
Pinienkerne (*Pinus pinea*) 21
Pistazie (*Pistacia vera*) 21
Polysaccharide s. Kohlenhydrate
Posttraumatisches Syndrom 135
Prämenstruelles Syndrom 40, 57
Preiselbeere (*Vaccinium vitis-idaea*) 22
Prellung 83
Propolis 7, 36, 64

Prostataleiden 53
Provitamin A 62
Purpur-Sonnenhut (*Echinacea purpurea*) 108

Quellwasser 84, 106, 113
Quinoa (*Chenopodium quinoa*) 22
Quitte (*Cydonia oblonga*) 108

Raps (*Brassica napus*) 18
Raucherentwöhnung 107, 119
Reflexzonentherapie 125
Regelschmerzen 42, 63
Reinigungslotion 27
Reis 22, 104, 121
Reizbarkeit 74
Reizdarm 108
Reizhusten 46
Rekonvaleszenz 20, 67
Remedium adjuvans 87, 89, 91–92
Remedium cardinale 87, 89, 91–92
Remedium constituens 87, 90–92
Remedium corrigens 87, 90–92
Resilienz 8, 10–11, 13–14, 20, 24–26, 28, 38, 44–45, 54, 66, 69, 77, 117, 120, 123, 129, 131–132, 134, 136, 138, 140–143, 146–147
Resilienz-Tagebuch 132
Rettich 21
Rheumatische Schmerzen 65
Rhythmuspflege 24–25, 44, 130
Ringelblume (*Calendula officinalis L.*) 31, 33, 42–43, 50, 78, 90, 108, 125, 130
Ringelblumensalbe 43
Ringelblume-Urtinktur 125
Roggen (*Secale cereale*) 18, 20
Rooibostee (*Aspalathus linearis*) 22, 79

Rose (*Rosa*) 55–56, 112–114 s. auch Damaszenerrose, Hundsrose
Rosenblüten 33, 107, **112**, 113, **114**
Rosenessig 114
Rosengeranie s. Geranie
Rosengewächse (*Rosaceae*) 38
Rosenholz 126
Rosenhydrolat 57–58
Rosenöl, ätherisches 67, 114
Rosenquarz 132
Rosensirup, Ligurischer 113–114
Rosmarin (*Salvia rosmarinus Schleid, syn. Rosmarinus officinalis L.*) 18, 21, 28, 33, 39, 67, 78, 106–107, 120, 125, 127
Rosmarinhydrolat 127
Rosmarinöl, ätherisches 27, 67
Rossrippe s. Spitzwegerich
Rotkleeauszug (*Trifolium pratense L.*) 29
Rotkohl 21
Rucola (*Eruca sativa*) 21, 120
Ruhe 33, 39–40, 61, 66, 69, 71, 109, 123, 126, 131–133

Saarbaum s. Schwarzpappel
Safran (*Crocus sativus*) **90**–93, 103
Salate 22, 55, 77, 107, 121
Salbe 35–36, 43, 61, 65, 132
Salbei (*Salvia officinalis L.*) 31, 33, 65, 67, 120, 124–125
Salbeihydrolat 125
Salbeiöl, ätherisches 125, 127
Salbeitee 124
Salicylsäure 52, 63
Salutogenese 23–24, 44, 129, 138
Salz 50, 122–124, s. auch Meersalz
Salzlösung 124, 126

Salzwasser 124
Sanddorn (*Hippophae rhamnoides L.*) 66–67
Sand–Wegerich (*Plantago arenaria*) 49
Saponine 52, 86, 96
Schachtelhalm (*Equisetum arvense L.*) 67, 94–95, 117
Schachtelhalmöl, ätherisches 67
Schafgarbe (*Achillea millefolium L.*) 65, 67, 79, 117
Schauberger, Viktor 85
Schlaf 13, 69, 121–122, 127–128, 132
Schlaflosigkeit 22, 38
Schlafstörung 73
Schlangenzunge s. Spitzwegerich
Schlehe (*Prunus spinosa L.*) 66, 117
Schleimhäute 30, 32–33, 35–36, 101, 108, 124
Schleimhautentzündung 101, 107–108
schleimlösend 46, 64
Schleimstoffe (*Mucilaginosa*) 51–52, 59, 63, 78, 86, 96, 107–108, 110
Schlüsselblume (*Primula veris L.*) 67, 117
Schnittlauch (*Allium schoenophrasum*) 120, 122
Schnupfen 25, 33, 36, 63
Schutzamulett 51
Schutzhülle 14, 22–23, 25, 44, 69, 71
Schutzmantel s. Schutzhülle
Schwangerschaft 20, 55, 57, 118
Schwarzpappel (*Populus nigra L.*) **6–7**, **8–9**, **144–145**
Schwarztee 79–80
Schweiß 74, 106
schweißtreibend 63–64
Selbstheilung 13, 69, 72, 84
Selbstliebe 14
Selbstregulation 13
Sellerie 21

Sesam (*Sesamum indicum L.*) 21, 122
Sesamöl 20, 28–29, 41–42, 67, 124, 128
Shinrin-yoku s. Waldbaden
Silberweide (*Salix alba L.*) 67
Silizium 59
Sommerbohnenkrauttee (*Satureja hortensis*) **92**
Sonnenblume (*Helianthus annuus*) 18
Sonnenblumenkerne 21, 67
Sonnenblumenöl 28, 42, 67, 124, 128
Sonnenbrand 108
Sonnengeflecht 42–43, 126
Sonnengeflecht-Kräutereinreibung 42–43
Sonnenhut (*Echinacea spp. Moench*) 66, 108, s. auch Purpur-Sonnenhut
Species tisanae 87
Spinat 22
Spinnenbiss 48
Spitzwegerich (*Plantago lanceolata*) 45, 46–**47**, 48–**50**, 51–53, **54**–55, 113
Spurenelemente 59, 86, 94
Stärkungsmittel 46
Steiner, Rudolf 8, 25
Steinklee (*Melilotus officinalis (L.) Pall.*) 18, 66–67, 89
Steinpilz 21
Sternanis (*Illicium verum*) 106–**107**
Stimmbänder 53
Stimmungsaufheller 92
Stoffwechsel 24, 32, 54, 122, 126
Stoffwechselerkrankungen 33
Stoffwechselprozesse 19, 25, 72
Stress 20, 29, 37, 42, 123, 135, 141–142
Süßholz (*Glycyrrhiza glabra*) 66, 79
Süßkartoffel 21
Süßmandelöl (*Prunus dulcis*) 67

Süßorangenöl, ätherisches (*Citrus sinensis L.*) 27, 42–43

Tai-Chi 130
Tanne (*Abies*) 67, 113
Tannine 94
Tastsinn 16
Tausendgüldenkraut, Echtes (*Centaurium erythraea*) 18, 67, 96–97, 110–**111**
Tee 41, 44, 46, 49, 53–54, 59–60, 63–66, 69, 77–**80**, 81–**111**, 114, 121–124, 147, s. auch Kräutertee
Teedroge 38, 78–81, 83–84, 86–87, 89, 94, 98, 110, 138
Teekräuter 22, 77–79, 82, 90–91
Teekur 63–65, 77, 110
Temperatursinn 16, 25
Terpene 138
Thymian (*Thymus vulgaris L.*) 18, 21, 33, 65, 67, 106, 117
Tibetanische Medizin 94
Tinktur 7, 27, 33, 44, 53, 64, 66, 116, 125–127
Tonerde 31, 49, 53
tonisierend 54, 106, 127
Toxine 73
Transformation 16, 143
Trauma 11, 41, 135, 141–142
Trockene Haut 29, 35, 74, 124

Übergewicht 21
Umschläge 53, 121
Unausgeglichenheit 74
Unruhegefühl 40, 57, 133
Unterkühlung 25
Urin, saurer 74

Vanille (*Vanilla planifolia*) 132
Veilchenblüten (*Viola odorata L.*) 107
Verdauung 30, 40, 42, 73, 81–82, 94, 96, 98, 100–102, 109–110
Verdauungsdrüsen 98
Verdauungsstörung 109, s. auch Verstopfung
Verdauungstee 96, 100–102
Verspannung 126
Verstauchung 83
Verstopfung 42, 55, 73, 104, 108
Verstopfte Nase s. Schnupfen
Viriditas 120
Vitalität 10, 13
Vitalstoff 77
Vitamin 19, 51, 56, 62, 77–78, 86, 96, 117, 131
Vitamin A 52, 102
Vitamin B 102
Vitamin B1 96
Vitamin B12 96
Vitamin C 52, 59, 62, 96, 102
Vitamin K 52
Volksheilkunde, Volksmedizin 23, 54, 56, 73, 77

Wacholder (*Juniperus communis*) 46, 48, 67, 106–**107**
Wacholderöl, ätherisches 67
Wacholderschnaps 48
Wachs 8, 17, 35–36, 86
Waldbaden 137
Waldmeisterblüten (*Galium odoratum*) 117
Walnuss (*Juglans regia*) 18, 21
Wärme 8, 10, 13–22, 25–28, 30, 37, 39, 42–43, 79, 86, 91, 94, 101, 119, 126, 137, 145
Wärmehülle 12–14, 19–20, 27–28, 30, 33, 35, 37, 44, 126, 146–147
Wärmekräfte 17, 69, 71, 145

Wärmesinn 16, 25
Waschung 83, 147
Wasser 27, 63, 77, 79, 84–**85**, 103, 106, 123
Wasser (Element) 14, 19
Wasserbad 36, 42
Wassermelone 22
Wechseljahre s. Menopause
Wegerich (*Plantago spp. L.*) 46–55, 66–67, s. auch Breitwegerich, Spitzwegerich
Wegerich, Großer s. Breitwegerich
Wegerich, Mittlerer (*Plantago media*) 49
Wegerichsirup 48, 53
Wegetritt s. Spitzwegerich
Wegwarte (*Cichorium intybus*) 67, 78, 101–102, 117
Weidenrinde (*Salix alba L.*) 117
Weidenröschen (*Epilobium spp.*) 117
Weidinger, Hermann–Josef 46
Weinauszug 116
Weingeist 57, 118
Weintraube (*Vitis vinifera L.*) **21**
Weißdorn (*Crataegus spp.*) 38–39, 66–67, 117
Weißdorn, Eingriffel. (*Crataegus monogyna L.*) **38**
Weißdorn-Handbad 37, 38–39
Weißtannenöl, ätherisches (*Abies alba Mill.*) 132
Weizen (*Triticum*) 18
Wermut (*Artemisia absinthium*) 18
Werner, Emmy 10
Wickel 23–**24**, 26, 37, 40–42, 63, 66, 83, 122
Widerstandskraft, Widerstandsfähigkeit 10, 29, 33, 140–143, 147
Wildblumenwiese **17**
Wildkräuter 46, 50, 120
Wildkräuterbaden 137–138, 147
Wildrosenessenz (*Rosa*) 57–58

Wildrosenöl 59
Wirsing 21
Wunden 40, 43, 46, 48, 53, 83

Ylang-Ylang-Öl, ätherisches (*Cananga odorata*) 128
Yoga 130, **134**
Ysop (*Hyssopus officinalis L.*) 67

Zahncreme, natürliche 124
Zähne 30–31, 124
Zahnfleisch 31, 124–125
Zahnfleischbluten 48, 125
Zahnreinigung 30–31, 124–125
Zeder (*Cedrus*) 132
Zedernöl, ätherisches 36, 67, 128
Zentifolien (*Rosa × centifolia*) 113
Zimt (*Cinnamomum verum J. Presl.*) 18, 21, 62, 67
Zimtöl, ätherisches 67
Zimtrinde 39, 105
Zink 55
Zinksalze 52
Zinnkraut s. Schachtelhalm
Zitrone (*Citrus × limon L.*) 67, 101–**102**, 113–114
Zitronenmelisse s. Melisse
Zitronenöl, ätherisches 27, 35–36, 41, 125, 128
Zitronensaft 22, 50, 63, 77, 86, 90, 102
Zitronenschale 22, 101–**102**, 114
Zitronenverbene (*Aloysia citrodora*) 66, 89, 106
Zucker 62, 80, 90, 113–114, 119
Zunge 30, 124
Zyklusstörung s. Menstruation
Zypressenöl, ätherisches (*Cupressus sempervirens L.*) 128

Anmerkungen

1. Soesman, Albert, „Die zwölf Sinne – Tore der Seele", Verlag Freies Geistesleben, 2019
2. Kaufe Kräuter aus bester Qualität, aus biologischem Anbau oder zertifizierter Wildsammlung. Solltest du gerade eine spezielle Therapie machen oder ein Baby erwarten, frag deinen Kräuterexperten oder Arzt, ob es Wechselwirkungen oder Vorsichtsmaßnahmen gibt.
3. Bockemühl, Jochen, „Ein Leitfaden zur Heilpflanzenerkenntnis", Band I,II,III, Verlag am Goetheanum, CH-Dornach, 1996
4. Tipp: Es empfiehlt sich, schleimstoffhaltige Drogen mit bitterstoffhaltigen Pflanzenauszügen abzuwechseln. Man nimmt dabei morgens 2 Teelöffel Flohsamen mit viel Flüssigkeit ein und trinkt mittags eine Tasse Tausendgüldenkraut-Tee. Bei hartnäckiger Verstopfung kann man abends noch einmal Flohsamen mit lauwarmem Wasser und Honig trinken.
5. Achte darauf, Holunderbeeren nicht roh zu verzehren, da sie wegen der cyanogenen Verbindungen (*Sambunigrin*) giftig sind und bei Kindern auch in kleinen Dosen Vergiftungserscheinungen wie Brechreiz und Leibschmerzen hervorrufen können.
6. Eine „Prise" ist eine Maßeinheit der traditionellen Heilkräuterkunde: Sie entspricht der Menge an Kräutern, die du zwischen Daumen, Zeige- und Mittelfinger halten kannst bzw. dem Kräutervorrat entnimmst. Um dir das Mischen zu erleichtern, sollten die Pflanzendrogen möglichst gleich fein oder grob zerkleinert sein.
7. https://de.wikipedia.org/wiki/Viktor_Schauberger, aufgerufen 06.07.2022
8. https://de.wikipedia.org/wiki/Arzneibuch, aufgerufen 11.08.2022
9. https://abtei-st-hildegard.de/viriditas-die-schoepfungskraefte-im-geistlichen-leben-des-menschen, aufgerufen am 27.01.2023
10. Hierzu empfehle ich Hydrolat und ätherisches Öl aus *Hybridlavendel* in Bio-Qualität, auch Lavandin genannt (*Lavanda x intermedia*). Er unterscheidet sich vom Echten Lavendel (*Lavandula angustifolia*) wegen seiner eher anregenden Wirkung.
11. https://dickerbuddha.de/journaling, aufgerufen 07.09.2022
12. https://utopia.de/ratgeber/achtsamkeit-lernen-mbsr-achtsamkeitsuebungen-achtsamkeits-training-achtsamkeitsmeditation-hier-und-jetzt, aufgerufen 07.09.2022
13. Dipl.-Psych. Ceppi, Marco Jesi (I), Autor, Dozent, Präsident des Instituts für Logotherapie und Existenzanalyse Region Marken, Italien
14. Frankl, Viktor E., „…trotzdem Ja zum Leben sagen. Ein Psychologe erlebt das Konzentrationslager", Penguin, München, 2018
15. https://de.wikipedia.org/wiki/Wald, aufgerufen am 29.10.2022

Übersetzung aus dem Netz https://www.heikohaller.de/gedichte/desiderata

Weiterführende Literatur

Mecozzi Karin, **ARS HERBARIA, Heilpflanzen im Jahreslauf**,
    2018 Natura Verlag Basel
Mecozzi Karin, Ars herbaria, piante medicinali nel respiro dell'anno,
    2020 Natura e Cultura Editrice
Mecozzi Karin, Verde resilienza, erboristeria pratica nel cambiamento,
    2020, Natura e Cultura Editrice

Heilpflanzenkunde, Naturheilkunde, Aromatherapie

Bühring U., **Lehrbuch Heilpflanzenkunde: Grundlagen – Anwendung – Therapie**, 2020
    Haug Verlag
Meyer E., Straub M., **12 magische Heilpflanzen und ihre Vielfalt in der Pflanzenheilkunde**,
    2022 Verlag Eugen Ulmer
Pelikan W., **Heilpflanzenkunde, 3 Bände: Der Mensch und die Heilpflanzen**, 2012 Verlag am
    Goetheanum
Weidinger H.J., **Ich bin eine Ringelblume**, 1989, Karlstein, Freunde der Heilkräuter
Zimmermann, E., **Aromatherapie für Pflege- und Heilberufe**, 2022 Haug Verlag

Wildpflanzen bestimmen und verwenden

Fleischhauer, Spiegelberger, Gassner, **Blatt für Blatt**, 2017 AT Verlag
Fleischhauer, Guthmann, Spiegelberger, **Essbare Wildpflanzen: 200 Arten bestimmen und
    verwenden. Das Pflanzenbestimmungsbuch zu den häufigsten Wildpflanzen und ihrer
    kulinarischen Nutzung**, 2015 AT Verlag
Schoenfelder Ingrid, Schoenfelder Peter, **Der Kosmos Heilpflanzenführer**, Kosmos Verlag

Naturwahrnehmung, Meditation

Haich E., Yesudian, **Yoga für jeden Tag**, 2011 Aquamarin Verlag
Kabat-Zinn, **Gesund durch Meditation. Das große Buch der Selbstheilung**, 2005
    O. W. Barth im Scherz Verlag
Schürger, Pedroli, Bockmühl, van Elsen, Bockmühl, **Landschaft – eine innere
    Entdeckungsreise**, 2021 SchneiderEditionen

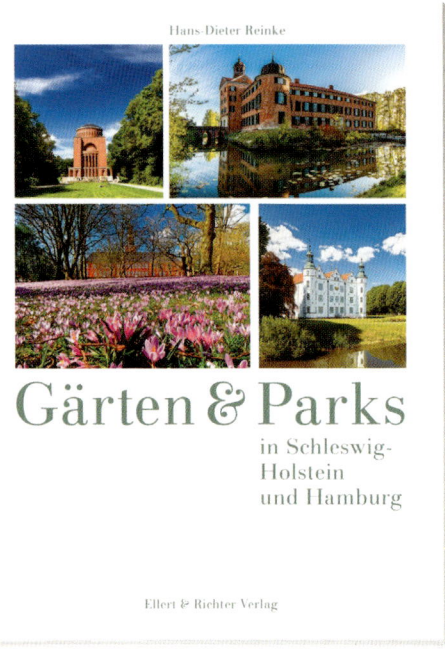

Gärten und Parks in Schleswig-Holstein und Hamburg
Hans-Dieter Reinke

336 Seiten mit 188 Abbildungen und 2 Karten, Klappenbroschur
978-3-8319-0839-4

Schleswig-Holstein, zwischen den Meeren gelegen, und Hamburg mit seinem berühmten Grün bieten außerordentlich vielfältige historische und moderne Park- und Gartenanlagen. Nicht nur die Schlösser und Herrenhäuser des Landes sind von herrlichen Grünflächen umgeben, man stößt auch auf Haus- und Bauerngärten, Skulpturenanlagen, Künstler- und Museumsgärten, Stadtparks, restaurierte Kurparks, Bibelgärten, Schmetterlings- und Apfelgärten, Schlossgärtnereien, Rosarien und ökologisch ausgerichtete Landschafsparks. Auf verschlungenen Wegen, vorbei an blühenden Beeten und alten Baumgestalten lassen sich die grünen Kleinode entdecken. Die Parks und Gärten sind in erster Linie Orte der Erholung und Kontemplation. Ihr Erleben und Kennenlernen steht im Mittelpunkt dieses Buches und wird ergänzt durch Hinweise zu Ausflugs- und Einkehrmöglichkeiten in der näheren Umgebung.

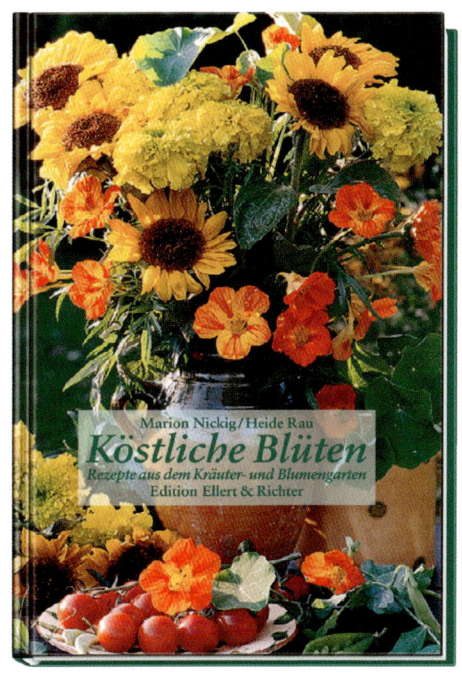

Köstliche Blüten
Rezepte aus dem Kräuter- und Blumengarten
Marion Nickig/Heide Rau

160 Seiten mit 48 Abbildungen,
Hardcover
978-3-89234-527-5

Im Zeitalter der Reiselust probieren wir viele fremde Genüsse – warum nicht einmal eine Reise in unsere Küchenvergangenheit antreten? In früheren Jahrhunderten war es keineswegs außergewöhnlich, Blüten in der Küche zu nutzen: Rosenwasser für selbstgemachtes Marzipan, kandierte Rosenblüten und Veilchen für Kuchen, Gebäck und Desserts. Aroma und Duft der essbaren Blüten werden heute in der Gourmetküche wiederentdeckt. Vom einfachen Gänseblümchen über die köstlich schmeckende Taglilie bis hin zur vielbewunderten Rose, sie alle bereichern als ungewöhnliche Zutaten die festliche Tafel, aber auch die Alltagsküche. Unkomplizierte Rezepte zeigen die Vielfalt der Möglichkeiten, die vergessenen Delikatessen für eine neue, frische und gesunde Küche zu verwenden. Durch die wunderbaren Fotos der renommierten Blumenfotografin Marion Nickig gerät schon die Lektüre des Buches zum Genuss.

Autorin / Bildnachweis / Impressum

Karin Mecozzi, diplomierte Herboristin, Gesundheitsberaterin, Autorin von „Ars herbaria, Heilpflanzen im Jahreslauf" im Verlag am Goetheanum. Ausbildung an der Universität Urbino in Heilpflanzenkunde, langjährige Praxis in der biologisch-dynamischen Landwirtschaft, Weiterbildung in anthroposophischer Naturheilkunde und Meditation. Lebt im grünen Apennin, Marken, Italien, Wildsammlung und Anbau von Heilkräutern und Verarbeitung zu Kräuterprodukten. Kursorganisatorin, Referentin, Forscherin, setzt sich international für eine ganzheitliche Gesundheitsprävention mit Heilpflanzen und Landschaftskultur ein.
www.karinmecozzi.com

Alle Bilder von Mauritius Images, Mittenwald, mit Ausnahme von: Adobe Stock, Dublin: Titelbilder, S. 27, 37, 68, 95, 98, 99, 105, 107 l., 107 r., 109, 114, 119, 139; Imago, Berlin: S. 51, 54; Pamela Natalini, San Severino Marche: S. 40; Wikimedia Commons: S. 51, 60, 70

Alle Bilder der Alphabetischen Liste der Heilpflanzen von Wikimedia Commons, mit Ausnahme von: Mauritius Images, Mittenwald: Kornblume, Narde, Thymian, Zitronenverbene; Christoph Simonis, Kronshagen: Arnika, Atlas-Zeder, Baldrian, Bärlauch, Basilikum, Bergbohnenkraut, Borretsch, Brennnessel, Eibisch, Enzian, Gänseblümchen, Heckenrose, Johanniskraut, Klette, Knoblauchrauke, Königskerze, Koriander, Kümmel, Labkraut, Löwenzahn, Lorbeer, Malve, Mariendistel, Pfefferminze, Ringelblume, Rossminze, Salbei, Sanddorn, Schachtelhalm, Sonnenblume, Sonnenhut, Süßholz, Veilchen, Wegwarte, Weißdorn, Weißtanne

Bibliografische Information der Deutschen Nationalbibliothek
Die Deutsche Nationalbibliothek verzeichnet diese Publikation in der Deutschen Nationalbibliografie; detaillierte bibliografische Daten sind im Internet über http://dnb.d-nb.de abrufbar.

ISBN 978-3-8319-0833-2
© Ellert & Richter Verlag GmbH, Hamburg 2024

Dieses Werk einschließlich aller seiner Teile ist urheberrechtlich geschützt. Jede Verwertung außerhalb der engen Grenzen des Urheberrechtsgesetzes ist ohne Zustimmung des Verlages unzulässig und strafbar. Dies gilt insbesondere für Vervielfältigungen, Übersetzungen, Mikroverfilmungen und die Einspeicherung und Verarbeitung in elektronischen Systemen.

Text: Karin Mecozzi, Marken, Italien
Redaktion: Marita Ellert-Richter, Hamburg; Sandra Troglauer, Hamburg
Gestaltung: BrücknerAping, Büro für Gestaltung, Bremen
Gesamtherstellung: Finidr, Cesky Tesin, Tschechische Republik

www.ellert-richter.de
www.facebook.com/EllertRichterVerlag
Instagram: @ellert_richter_verlag